生殖専門医と妊活栄養士が導く

授かるための2人の生活術

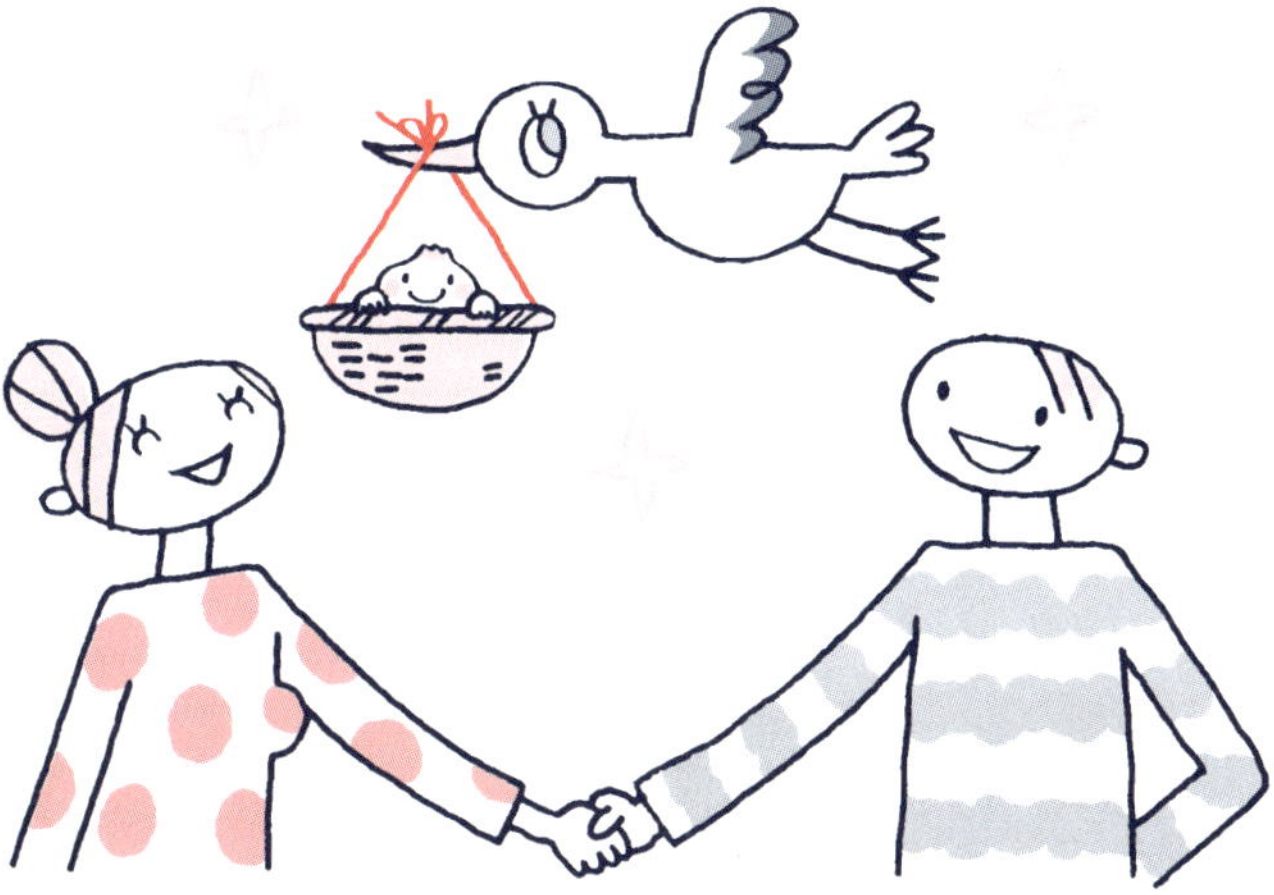

《はじめに》

「授かりへの道」を
生殖医療と栄養学の両面から応援させてください

そろそろ「授かり」が欲しいなぁ、となんとなく考えはじめている。
「授かり」を待ち望みながら、具体的にどうしてよいのかわからない。
あれこれ「授かり」の方法を模索し、試しているけどなかなか上手くいかない。

あなたは、どのようなタイプとお考えでしょうか？
最愛の人と出会い、家族となり、そして、「授かり」を温かな気持ちで待つ。
とても幸せで癒され、希望に満ちた気持ちになりますが、
とても不安で、つらく、悲しさを感じることも、ときにはあることでしょう。

本書は、生殖医療（不妊症、不育症）一筋で日々診察・研究にあたっている
松林秀彦医師が、医療エビデンスに基づいた「授かり」を受けるための
毎日の生活習慣、不妊治療のこと。
そして、自らも妊活を経験し、40歳で「授かり」を受けた経験を活かし、
妊活専門管理栄養士として活躍する長有里子先生が、毎日の食生活で
「授かり」を受けるための栄養学＆レシピのことを伝授するものです。

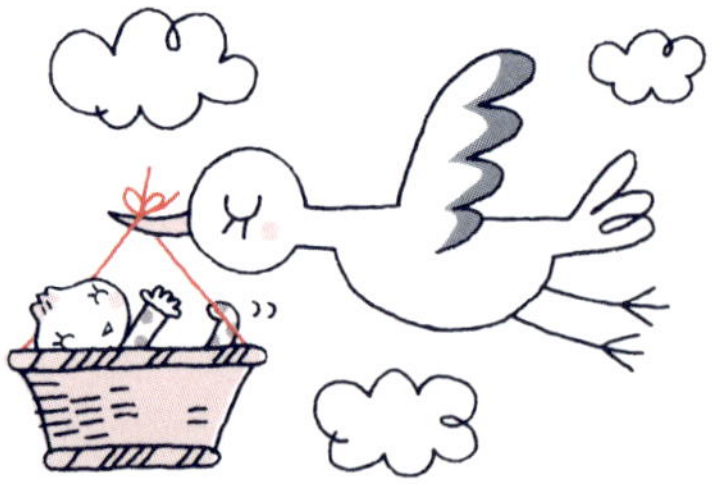

実際に、生活習慣、食生活を見直して「授かり」を手にしたカップルは数多くいらっしゃいます。

さらに、放送作家・脚本家・映画監督・小説家などさまざまな分野で活躍され、
森三中の大島美幸さんの夫である鈴木おさむさんに
とくに「男性の妊活について」前出のお2人の先生と熱い鼎談《ていだん》をしていただいています。

「授かり」を受けやすくするためには、具体的にどのようなアプローチを考えればよいのか。

それには、まず知ることからはじめてみませんか？

2人の生活習慣は、食生活は、今のままでよいのか。

生殖医療のこと、不妊治療のこと……。

「授かる」ための2人の生活術を知り、試して欲しいのです。

2人で、がんばるのではなく、日々を愛しみながら、

「授かり」へ導かれる方法を本書から発見して欲しいのです。

本書は、「授かりへの道」を2人の専門家が優しく導いていきます。
やさしさと、ぬくもりのある暮らし中で、
2人の輝く未来へ続く、「授かり」の一助となれば幸いです。

CONTENTS

002 はじめに

【PART 1】
妊娠の正しい知識と〝授かりへの道〟

008 そもそもですが、大切です。 不妊ってなに？
010 なぜ、授かりがこないのか 不妊の原因とは？……①
012 なぜ、授かりがこないのか 不妊の原因とは？……②
014 なぜ、授かりがこないのか 不妊の原因とは？……③
015 原因が特定できない… 原因不明の不妊
017 具体的に生殖補助医療のこと 不妊治療を知ろう
020 なかなかできない？ 授かりやすい生活習慣とは？

【PART 2】
授かりのための正しい栄養学

022 授かりを手にするために！ 注意したい食生活とは

025 それぞれの栄養素の摂り方を学びましょう！ 授かり体質作りのための食生活習慣

【PART 3】 授かりごはん レシピ編 1

034 卵胞すくすくレシピ
044 ピタッと着床レシピ
056 男性力アップレシピ

【PART 4】 "授かりへの道" 生活習慣Q&A

066 生活編
072 食事編
082 卵子活性化
087 精子活性化
092 2人編
《コラム》年齢別 授かり妊活の進め方……096

【PART 5】 授かりごはん レシピ編 2

098 魚いっぱいレシピ
106 腸活レシピ
114 定番おかずを授かりメニューに！

[PART 6]
スペシャル鼎《てい》談《だん》企画
126 合言葉は「メンズチェック」男性諸君、妊活に立ち上がれ！

[PART 7]
初めての不妊治療
132 初めての不妊治療
134 不妊治療の検査の流れ
137 不妊治療のお金と助成金
《コラム》妊活ライフプランシートを作りましょう！……138
140 監修者紹介
142 おわりに
144 奥付

※本書は最新エビデンスのもと、監修者のもと制作をしていますが、
データや研究結果は変わることがあります。あらかじめご了承のほどよろしくお願いします。

PART

1

妊娠の正しい知識と〝授かりへの道〟

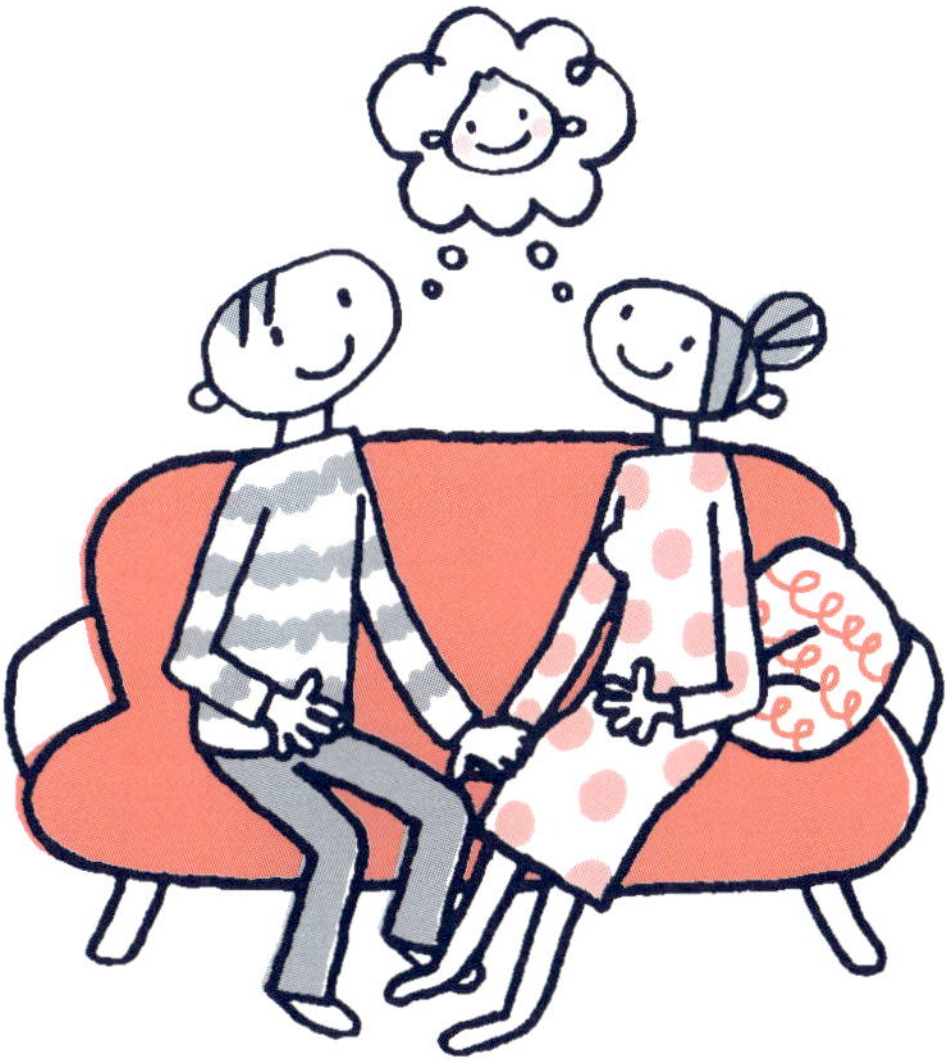

そもそもですが、大切です。

不妊ってなに?

不妊は病気ではありません。
でも、新しい命の授かりを望んでいるのに
その兆候がない場合は、どうすればよいのでしょうか?

不妊とは、ひとことでいえば、妊娠を希望してから一定期間避妊をせずに性生活を行っていても妊娠しないことをいいます。

もちろん一定期間といっても個人差がありますね。日本では、その期間を概ね2年間としていましたが、最近、1年に変更されています。

いずれにしても子供を授かりたいと願いながら1〜2年間、避妊をしないという方法だけで授かりを待つ日々を過ごすことについては様々な意見があると思いますが、みなさんはどのようにお考えでしょうか。

妊活を経験した人たちに、もっと早く不妊に対する意識を高めればよかったとの声があることも事実です。

人の命は、精子が卵子と結びつき、受精卵が子宮で育まれることによって授かります。理解したいのは、このシンプルなイベントによって授かるはずの命が、避妊をしていないのに1年以上も授からないことをどのように考えるべきなのか、ということです。

たとえば、授かりを望んでから、1ヶ月間毎日、避妊せずにセックスをしてみてください。それでももし授かりがないようであれば、食事(栄養)療法もしくは、生殖補助医療、不妊治療を受けるといったことを考えてもよいと思うのです。

ちなみに、現在、日本人のおよそ5・5組に1組が不妊治療を行っているという報告もあります。

さて、次の項からは、まず妊娠や不妊についての正しい知識を知り、授かるために何をすればよいのかをわかりやすく探っていくことにしましょう。

授かりとは

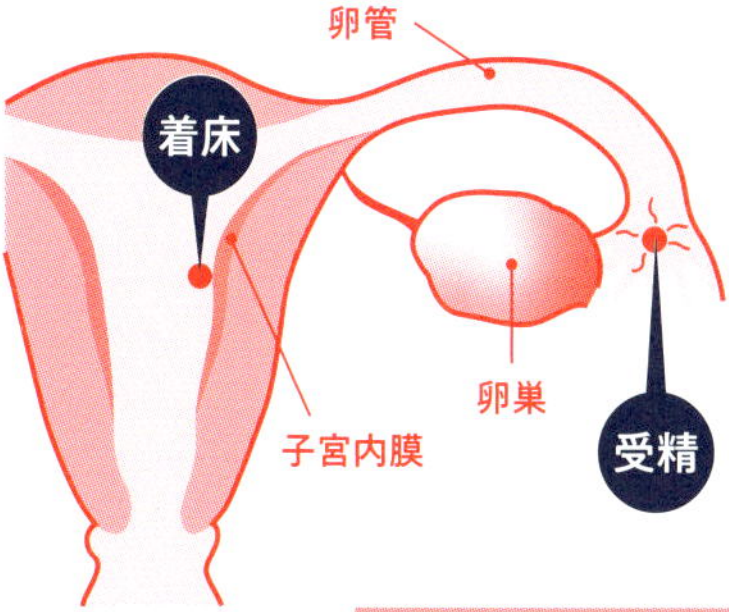

排卵→受精

ほとんどの女性は月に一度、卵巣から「排卵（①）」が起こり、排卵した卵子は卵管へ移動します。

ここで、精子とタイミングよく出会い、結びつくことで「受精（②）」となります。

受精

射精された精子は、１分間に１センチの速さで卵子と受精するために子宮口から子宮頚管、卵管へ進みます。ここで精子と卵子が出会い、タイミングがあえば「受精（②）」となります。

着床→妊娠

卵子は受精卵になると４～６日間細胞分裂を繰り返し、子宮内へ移動します。子宮内で着床のタイミングを見計らい、子宮内膜へ根をはるように「着床（③）」し、「妊娠（④）」が成立するわけです。

授かり

この生命誕生の神秘。すべてのタイミングが合う偶然の繰り返しのような出来事が「授かり」（①～④）です。

妊娠が成立すると、最後の月経から約280日間、赤ちゃんは子宮の中で育ちます。ちなみに、妊娠が成立しない場合（「着床（③）」しない場合）、不必要となった子宮内膜が剥がれ、血液とともに体外に排出されることを「月経」といいます。

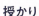

なぜ、授かりがこないのか

不妊の原因とは？…①

不妊の原因は、男性も女性も同じくらいの割合で起こります。間違った知識を改め、正しい知識を持って、最良の授かるための方法を探していきましょう！

「不妊の主な原因」は、これまで女性が胎児のときに体内で作られていた卵子と、思春期から毎日作られる精子の特性などを理由に、女性（卵子）に問題があることが多い」といわれていたことがあります。でもそれは、医学的に完全に間違った認識といってよいでしょう。

世界保健機関（ＷＨＯ）の報告でも「不妊の原因は女性だけでなく、男性にもあり、それはおよそ半分近くある」とあります。

また女性のみ、男性のみが原因ということだけでなく、双方に原因がある場合も相当数あるのです。

これから、不妊の原因を男女別にわかりやすく解説していきます。

ただし、ここに紹介する不妊原因が、すべてではありません。ここで紹介するものは、あくまでも一般的なものです。紹介する原因以外に少しでも気になる点がある人は、必ず専門医を受診してください。

不妊の原因が女性側の場合

まずは卵子がうまく育たないことが挙げられるでしょう。

その原因として考えられるのは、卵子の成長を促すホルモンの分泌量の異常であったり、卵巣がホルモンの指令をうまく受け取れなかったり、卵子そのものが加齢などにより老化していて、うまく排卵されないことなどがあげられます。

また、精子と卵子が出会う場所である卵管の異常が原因の場合もあります。「卵管が詰まる」、または「卵子や精子が通りにくい原因がある」などが代表的なものです。

排卵障害

排卵が起こらない、または排卵が遅い状態のことをいいます。不妊原因の中でもとくに多い障害です。

ホルモンの分泌異常。過度の肥満や体重減少、ストレス、喫煙、血行障害などがその原因になる場合もあります。まれに早発卵巣不全（早発閉経）もあります。

卵管因子

卵巣と子宮をつなぐパイプ的な役割を果たす卵管が障害を起こすことをいいます。卵管の炎症や閉塞、癒着などにより、卵子や精子が通れなくなり、受精を妨げてしまう場合です。

卵管炎や骨盤腹膜炎の原因になるクラミジア感染症に罹患したことがある人は卵管が自覚症状なしに閉塞している場合があります。

子宮着床障害

子宮筋腫や先天的な形状異常など、子宮になんらかの原因があり、着床しにくくなる状態のことをいいます。

着床のメカニズムは、ほとんど解明されていません。

頸管因子

子宮の出口を巾着のように閉めている筒のような子宮頸管の障害です。通常は排卵が近づくと精子が通りやすい状態に粘液などを分泌しますが、それがなんらかの理由で障害を起こすことです。

免疫因子

細菌やウイルスなどと戦う免疫システムが障害を起こし、精子を攻撃してしまうことをいいます。

精子を攻撃する抗体を持っている、または抗体ができてしまった女性の場合、精子の運動性が失われ、授かりが起こりません。

他にも着床に関与する免疫の障害もあり得ますが、ほとんとが明らかにされていません。

なぜ、授かりがこないのか

不妊の原因とは？…②

女性側に不妊の理由がある確率と、男性側にその理由がある確率の割合は、ほとんど半分半分だということを理解しましょう！

ともすれば、女性の方をクローズアップしてしまうことが多い不妊の原因ですが、最近は男性が原因となる不妊に注目が集まっています。

世界保健機関（ＷＨＯ）の調査でも、男性が不妊の原因に関与している割合が48％を占めるという結果を報告しています。

ＷＨＯの調査の中で注目すべき報告に、この半世紀ほどの間、男性が1回に射精する精子の数が減少傾向にあり、生殖能力が低下しているとの分析がありました。

なぜ、精子の数が減少しているのかは定かではありません。でも、自然破壊、生活習慣、食生活など現代人のライフスタイルや環境に対するストレスなどが複雑に絡み合い、影響しあったことが要因になっているのではないか、と専門家の間では囁かれています。

次に紹介するのは男性が原因の代表的な理由です。

不妊の原因

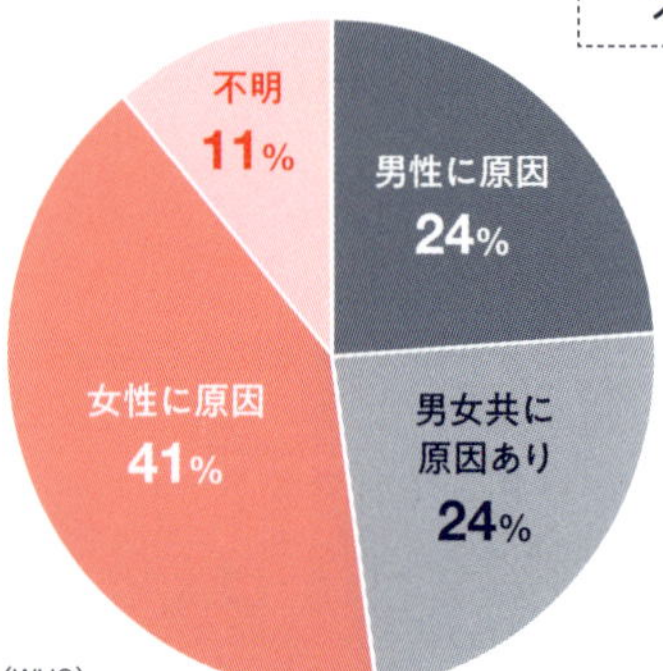

出典：世界保健機関（WHO）

造精機能障害

精子を作る機能がうまく働かない状態のことをいいます。男性不妊の原因の大半がこの障害です。

その種類は、精子がまったく無い「無精子症」、数が極端に少ない「乏精子症」、精子の運動性が悪い「精子無力症」などが挙げられます。

先天性のもの、喫煙、肥満などが原因による場合もありますが、原因がないのに精子が作られないという障害もわずかながら存在します。

精路通過障害

精子がうまく精嚢や射精管などを通過できなくなる状態のことをいいます。その多くは、精子を運ぶ精管が欠けていたり、詰まっていたり、狭くなっていたりすることで起こります。

先天性のもの、精巣上体の炎症などが原因の場合があります。

性機能障害

セックス時の勃起障害（ED）や男性が膣内で射精することが困難になる膣内射精障害などが原因で射精がうまくできない、または満足感を得られない状態のことをいいます。

身体的、心理的な問題、プレッシャーやストレスなどその原因は非常に多様なこともこの障害の特徴です。糖尿病が原因になる場合もあります。

不妊の原因の約半分は男性側にある

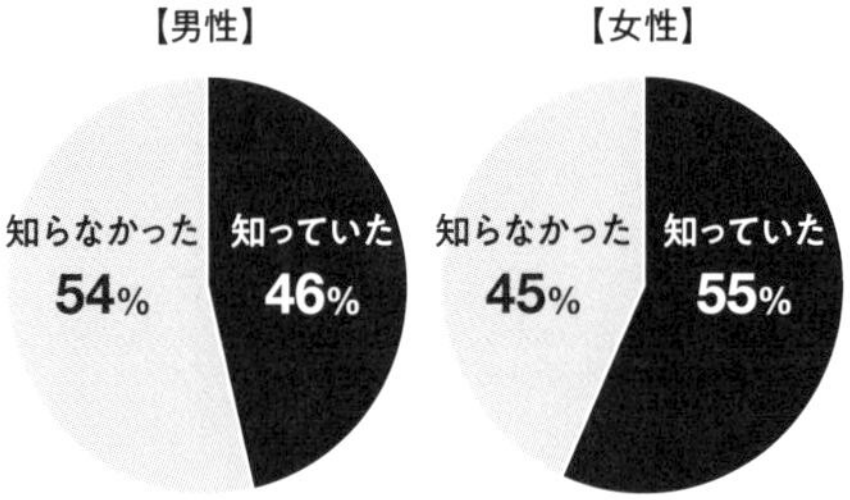

不妊の原因が男性の場合

最も多い不妊の原因は、なんといっても精子がなんらかの理由でうまく作られないことが挙げられます。具体的には、精子の数が少ない、または精子の運動性が低い、精子が無いなどが挙げられます。

理論上だけでいえば、授かりのため、受精に必要な精子はひとつあれば成り立ちます。でも、精子が卵子にたどり着くまでの道のりを考えれば、たったひとつだけの精子にその重荷を託す受精は不可能といえます。

一般的に精子の数は、1回の射精で1～3億個（個人差あり）放出され、その中で卵子に出会えるのは100～1000個といわれています。ただし、もし出会えたとしても、タイミングが合わなければ受精できません。また、性行為自体が、うまくいかないということが不妊の原因になる場合もあります。

なぜ、授かりがこないのか

不妊の原因とは？…③

不妊の原因の１つに
加齢によるものがあります。
これは男性にも女性にもいえることです。

不妊の原因の大きなものに加齢によるものがあります。そして、これまでは卵子の老化が主に取り上げられてきましたが、実は、精子も老化することが世界保健機構（ＷＨＯ）の調査で分かっています。

男性の場合

精子は思春期以降、高齢になっても健康であれば毎日新しく作られるため老化などはないと考えがちです。

でも、精子も加齢によって徐々にその機能が低下することがあります。精子が作られる精巣の機能や大きさが縮小し、男性ホルモンを分泌する力が穏やかに衰えていくことがわかっています。

それ以外にも、精子の老化現象は遺伝子変異が生じやすいことも明らかになってきています。

女性の年齢（卵子の老化）ばかりに気を取られることが多いですが、精子の老化も30代からはじまるといった報告もあります。少なくとも男性も30歳代後半くらいまでにパートナーと妊娠を目指すべきだと思います。

女性の場合

卵子は年齢とともにその数が減少するだけでなく、質の低下が認められています。もちろん個人差はありますが、加齢によって卵子の弾力性が失われ、形の変化もあります（ただし38歳未満の女性の卵子の質は変わらないなどの論文もあり）。受精しにくい理由は、加齢によるものだけではありません。過剰なストレス、偏食、生活習慣、上質な睡眠が取れていないことなども理由です。

原因が特定できない……。

原因不明の不妊

不妊検査を専門にしている
クリニックなどで調べても
原因が特定できないものがあります。

一般的な不妊検査をしても、明らかな不妊原因が解明できず、その後、タイミング法（本書P18）を行っても授かりに至らない場合を「原因不明不妊」と定義されることがあります。

ただし、不妊検査はクリニックによって違います。

排卵時期を推定する超音波検査、卵管の通過性や形態を調べる子宮卵管造影検査、膣内を調べる子宮鏡検査などの他にも腹腔鏡を使用して卵管や卵巣などの子宮の周囲の検査をするところもあります。

一方、男性の検査は女性に比べて検査の数が少なく、精液検査だけの場合もありますが、精巣腫瘍などを調べる精巣超音波検査や遺伝子、染色体、ホルモン検査などもあります。

もちろん、男女どちらが原因だということを特定できない症例、現代医学で原因が解明できない不妊もあり、その割合は10~20%です。それらは「機能性不妊」とも呼ばれます。

不妊の原因には個人差も含め様々な要因が数多くあり、授かりを受けて初めてわかるものや最終的にわからなかった場合もよくあることです。

卵子の数は年齢とともに減少

卵子は加齢によって減少します。35歳くらいには思春期の約1/4、25歳くらいの約1/2に。また、過激なダイエットや生活習慣の乱れによっても卵子が減少する場合もあります。

《出生期》	《思春期》	《25歳》	《35歳》	《閉経期》
200 万個	**20~30** 万個	**10** 万個	**5** 万個	**0** 万個

主な男性の不妊検査

精液検査

クリニックの専用室、もしくは自宅で採取した精液を液化させたあと顕微鏡などで観察する検査です。精子の濃度、運動率、奇形率、精液の色や量、白血球の有無などを主に調べます。検査によって精子の数が少ない「乏精子症」、精子がまったく無い「無精子症」などがわかります。

世界保健機構（WHO）（2010年）による検査の基準値は、「精液量（1.5ml以上）、精子濃度（1,500万／ml以上）、精子運動率（40％以上、うち80％が前進運動精子）、全身運動率（32％以上）、白血球数 100万／ml未満」とされています。ただし、これらの数値はあくまでも目安です。

精子の数や運動率は、生活環境、睡眠不足、過労、栄養などに左右される場合がありますので、複数回の検査が望まれます。

精巣超音波検査

精巣（睾丸）の形や大きさ、内部、周囲の状態を超音波（エコー）で観察する検査です。クラミジアや非淋菌性の細菌などによってひき起こる「精巣上体炎」、精巣（睾丸）の膜に水が溜まる「陰茎水腫」などがわかります。

ホルモン検査、染色体・遺伝子検査

多くは精液検査で異常が認められた場合に行われます。原因を特定し、最適な治療方法を診断します。

主な女性の不妊検査

超音波検査

子宮や卵巣の状態を超音波で調べるものです。エコー検査ともいい、検査による痛みはありません。

子宮の形状を見ながら子宮筋腫、卵巣嚢腫の有無、子宮内膜や卵胞の状態などを確認できます。

検査は、お腹の上から調べる経腹超音波検査、膣の中から調べる経膣超音波検査があり、不妊検査では経膣での検査が行われます。

子宮卵管造影検査

卵管の癒着やその周辺の状況、また子宮の内側や形状をレントゲンで調べるものです。子宮腔にカテーテル（細い管）で造影剤（油性、水性）を入れてX線で観察します。

検査を受けながら卵管の通りがよくなるなど治療の効果を見込める場合もあります。

子宮鏡検査

先端の直径が約３～５ミリの細い子宮鏡を用いて子宮の内部（腔）の状態や卵管の入り口などを調べる検査です。

子宮筋腫、子宮内膜ポリープや筋腫、子宮の奇形や癒着などの異常を観察します。小さなポリープなどはその場で切除する場合もあります。

具体的に生殖補助医療のこと

不妊治療を知ろう

授かりを受けるために
生殖補助医療を受けるのはもはや当然のことかもしれません。
その内容をおおまかにでも把握しましょう。

不妊治療は、一般的に不妊原因に対症する治療と「タイミング法指導」、「人工授精」、「体外受精」へと進む治療の2つの方法を同時に組み合わせて進めていきます。

不妊治療の目的は、あくまでも授かりです。他の病気や怪我の場合は、その原因に対し完治を目指し治療します。

しかし、不妊治療の場合、不妊の原因がたとえ最終的に判明しなくても、極端なことをいえば、授かりという結果にたどり着けば、それでよいわけです。不妊の原因を究明することが目的ではないからです。

不妊の原因究明をしながら、授かりへの道を模索する。治療を受ける側の希望や年齢、環境によっても治療の流れは変わってきます。

初めて不妊治療を受けるカップルにとって不妊治療のことはわかりにくい！とよくいうのは、このような点が原因になっているのではないでしょうか。

不妊治療及び生殖補助医療、そしてその技術は日進月歩ですが、ここでは、基本的なタイミング法指導→人工授精→体外受精について解説していきます。

不妊治療で出産できる確率

体外受精と顕微受精で出産にいたる確率は、年齢によって大きく変わります。

30歳→ 19.9 %	35歳→ 16.3 %
40歳→ 7.7 %	45歳→ 0.6 %

出典：日本産婦人科学会（2010年）の発表を基に2013年厚生労働省で作成

タイミング指導法

不妊治療のファーストステップともいうべきこの方法は、最も授かりの可能性が高いと思われる排卵日を予測することから始まります。そして、排卵日ではなく、その5日前くらいから性交渉を持つように指導します。

可能なら毎日、無理でも1日おきの性交渉が望ましいでしょう。

当たり前かもしれませんが、授かり率を高めるにはやはり性交渉を増やすべきです。

週に2〜3回性交渉をしているカップルは、女性の体内に精子が常にある状態です。すると、いつ排卵があっても精子とめぐり合うチャンスがあります。

それが難しいカップルは、できるだけ正確な排卵日を予測することが鍵になります。

(費用)治療は保険適用範囲で賄われることが多く、医師の指導などで、自己負担分が1回数千円くらいです。

人工授精

タイミング指導法でうまくいかなかった場合の次のステップになる場合が多い方法です。

その方法は、採取した精液から運動性のよい精子を見極めて集め、カテーテルなどで子宮腔に直接注入し、授かりに導きます。

その後は、精子は卵管へ進み、受精、着床へと続きますので、人工とはいえ、自然妊娠に近い方法です。

人工授精のポイントのひとつに精子を選ぶことがあります。いかに活発で、奇形や変形などがない精子を選ぶかも授かり率をあげるために重要です。

(費用)保険適用外です。1回1〜3万円くらいです。

体外受精

一般的には、人工授精を数回行うなどしても授かりに至らなかった場合に体外受精を選択します。

その方法は、男女のカップルの卵

巣と精巣から取り出した卵子と精子を培養液の中で受精させます。受精卵が分割を始め、多くは「胚盤胞」の段階で子宮に移植し、着床させます。「卵胞の発育→排卵→受精→受精卵が子宮に入る」といった授かりの過程を体外で行うため、成功率の高い方法といえるでしょう。

生殖医療の進歩によって、体外受精などに対しての抵抗感が少なくなり、日常的な医療行為だといえるでしょう。

ちなみに、日本産婦人科学会の報告をもとにした厚生労働省の統計（平成16年）では、18人に1人が体外受精で生まれた計算になり、日本国内の体外受精による子供の累計は約53万人になっています。

（費用）保険適用外です。1回あたりの体外受精は、20〜50万円程度。
国は少子化対策の一環として助成制度を設けています。また、自治体によっては独自の助成を行っているところもあります。詳しくは、居住地管轄の保健所や自治体に問いあわせましょう。

顕微受精

体外受精をしても授かりに至らない場合など、次のステップとして顕微受精を行うことも考えられます。

体外受精の一手法でもある顕微受精は、細いガラス針を使い、顕微鏡下で卵子に精子を直接注入する方法です。

卵子1個に対して、元気で形が正常な精子が1個あれば妊娠が可能なため、精子の数が極端に少ない男性不妊症の人や体外受精がうまくいかず、これまで妊娠を諦めていた人にとっても有効な方法といえます。

何らかの原因で精子の通り道が閉管を起こしている場合、精巣から精子を採取することもあります。

一般的に、体外受精より顕微受精のほうが受精する可能性は高くなりますが、必ず受精できるというわけではありません。

（費用）保険適用外です。30〜60万円程度。高額になるため、治療期間や予算を合わせて夫婦でどう治療するか考えることが大切です。

なかなかできない？

授かりやすい生活習慣とは？

授かりやすい生活習慣を求める上で気をつけたいポイントは、
睡眠、食生活、運動です。
あなたの普段の生活と比べてみましょう。

授かりやすい身体をつくるために、まずは現代人に多い、夜型スタイルや習慣はできるかぎり避けるべきです。

就寝する時間が午前0時をまわっていたり、起床時間が定まらず、朝起きて朝日を浴びることができない生活は、自律神経のバランスを崩します。また、睡眠不足や睡眠障害になると、睡眠中に分泌されるホルモンが抑制されてしまうことがあるため、身体の修復が進まず、免疫力も低下します。授かり率が下がることはもちろん、がん、糖尿病、心血管疾患、胃潰瘍、精神疾患につながることが懸念されています。

授かりやすい体をつくるためには、睡眠だけでなく、適切な食生活や適度な運動習慣も重要な要素です。適度な運動と適切な栄養補給は授かり体質を作り、さらに出産準備にも欠かせません。

当たり前だと思われる人も多いかもしれませんが、喫煙、アルコールの大量摂取、食品添加物、農薬などは授かり体質を向上させることはありません。

授かりの確率を上げる生活習慣につきましては、本書のパート4でQ&A方式による解説をしています。

生活習慣の中で大きなウエイト
まずは食生活を見直しましょう！

さて、次のパート2では、授かり体質になるための重要な鍵となり、家庭にいながら実践できる授かりの栄養学をわかりやすく学びます。あなたの食生活で活かせることがあればどんどん活用してみてください。

PART

2

授かりのための正しい栄養学

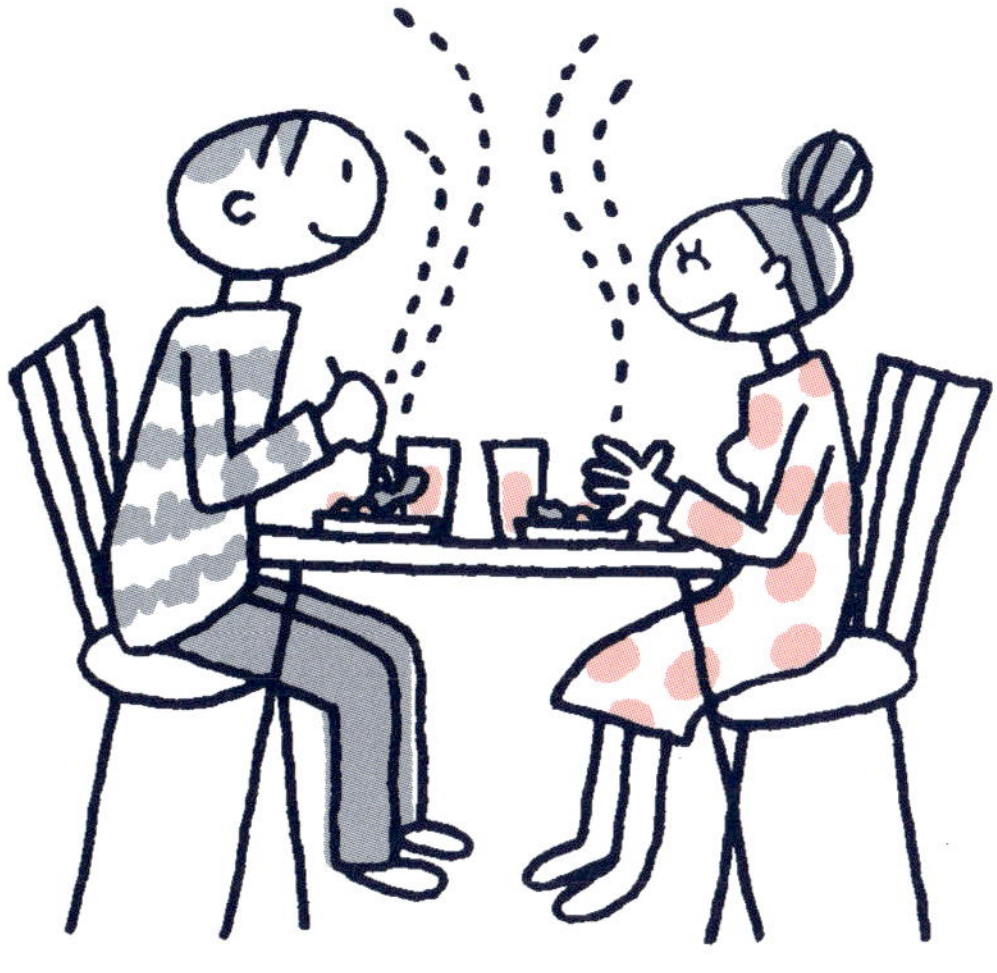

授かりを手にするために!

注意したい食生活とは

卵子の発育や排卵、精子を活性させるには、
やはり毎日の食生活に注意をするべきです。
ポイントは「血糖値の急上昇を防ぐ」と「酸化ストレスを抑える」です!

これさえ食べれば妊娠できる！もちろんそんな魔法の食材や栄養成分などあるわけがありません。

でも、妊娠しにくい要因のひとつに卵子の発育や排卵、精子の活性状態などが考えられる場合、2人の食生活やライフスタイルの改善によって、授かる可能性は高くなることでしょう。

そこで、授かりやすい身体をつくる食生活改善のキーワード、それが「血糖値の急上昇を防ぐ」と「酸化ストレスを抑える」です。

まずはこの2つの大原則を心がけ「授かりやすい身体」を目指していきましょう。

血糖値の急上昇を防ぐ

血糖値は、その状態によって生活習慣病や肥満の原因になることは聞いたことがあるかもしれません。でもそれだけではなく、実はホルモンバランスにも関係しています。

血糖値は血液中のブドウ糖濃度のことを指し、糖質（炭水化物）を摂ると上昇します。するとそれを下げるために膵臓からインスリンというホルモンが分泌され、血糖値は一定に保たれます。

この血糖調整は、正常な生体機能が働いているうちはとくに心配ありません。でも、普段の食生活で白いご飯や白いパン、スイーツなど精製度の高い糖質を多く摂ることで、この血糖調整がうまく機能しなくなっ

血糖値の乱れを招きにくい食品

血糖値を上げにくい糖質

玄米、胚芽米、押し麦、もち麦、雑穀、全粒粉のパン、ライ麦パン、そば、パスタなど

血糖値の乱れを招く恐れのある食品

血糖値を上げやすい糖質

白砂糖、白米、白いパン、うどん、中華麺、餅、ジャガイモ、清涼飲料水に含まれる果糖ぶどう糖液糖など

てしまうのが、やっかいなのです。

　これらの食材は、血糖値の急上昇を起こしやすいという特徴があります。この状態が続くと、インスリンの分泌量が減ってしまったり、正常に働かなくなってしまい、血糖値の高い状態が続くようになります。

　結果として、ホルモンバランスの乱れを引き起こし、たとえば女性なら排卵の活性が悪くなったり、卵子の状態が悪くなることにつながります。男性では精子劣化やED（勃起障害）の原因になったりもします。

　質のよい卵子や精子を保つ授かり体質になるためには、血糖値を安定させる必要があると考えられています。

　では、血糖値の乱れを防ぐ食生活の具体的なポイントはなにか！

　以下を意識してください。

〇白米、白いパンより玄米、全粒粉のパンといった精製度の低い糖質を摂る。

〇食事のとき、糖質（炭水化物）を先に食べない。食物繊維やたんぱく質を先に食べるようにする。

〇食事は毎日規則正しく朝昼晩3回食べる。

〇血糖値の上昇をゆるやかにする調味料「酢」を食事に取り入れる。

酸化ストレスを抑える

　女性は加齢することで卵子が老化し、男性も精子が老化して妊娠しにくくなる可能性があります。

　そして老化には、活性酸素という体を錆びさせる物質が関係しています。

　生きている限りすべての細胞で活

性酸素は生じるものですが、通常は抗酸化成分によって消去される仕組みになっています。

ただ、ストレスや乱れた生活習慣などによって体内に活性酸素が必要以上に発生し、抗酸化が間に合わなくなってしまうと酸化ストレスが生じ、老化の現象が現れてきます。

また体内の慢性的な炎症も酸化ストレスを生じさせます。

たとえば歯周病は歯周病菌によって起こりますが、この炎症は全身に飛び火し、妊娠に関しては早産の原因になることが知られています。

また、歯周病のある女性は妊娠しにくいといった研究もあります。

このような酸化ストレスを抑えるためには、抗酸化作用のある栄養素やビタミンD、オメガ3脂肪酸といった成分が有効になりますが、その中でとくに注目したいのが、ビタミンDです。

ビタミンDに注目！

ビタミンDは炎症を抑える作用に加え、近年、男女の生殖に大きく貢献していることがわかってきています。

女性ではビタミンDは子宮や卵巣といった生殖器で必要とされ、卵胞発育や着床に関与していると考えられています。

また、ビタミンD不足は不育症や卵巣年齢をあらわすといわれるAMHの低下にも関係するとされています。

男性でもビタミンD濃度が高い男性ほど精子の活性がよいという報告があります。

では、具体的にどのような生活をすればビタミンDを効果的に摂ることができるのでしょうか。

○魚ときのこを積極的に摂る。魚は脂の多い青魚、シラスやジャコ、きのこはキクラゲや干しシイタケ、マイタケにとくにビタミンDが多いのでおすすめ。

○日光を浴びる。紫外線により体内で合成することもできる。

日光浴に関しては、化粧や日焼け止めをしないで紫外線を浴びる必要があります。

さらに、現代人は魚を食べなくなっていることもあり、女性の大半がビタミンD不足といわれています。

酸化ストレスを食い止め、授かりやすい体になるため、ビタミンDも欠かせない栄養素だと覚えておきましょう。

【授かり体質作りのための食生活】

それぞれの栄養素の摂り方を学びましょう！

授かりを応援する栄養素は、
ちょっとした心がけで摂ることが可能です。

赤ちゃんの好きな場所――。それは、安全で安心でき、成長するのに充分な栄養のあるところです。授かりを受けるためには、赤ちゃんにとって居心地のいい健康な身体が必要です。

ところが日本人女性の多くはダイエットや食生活の乱れが習慣化しており栄養不足に！　とくに、授かりを応援するための栄養が不足しているのだというのです。

授かりに必要な栄養素は、どう摂ればいいのでしょうか？

次の項からは、それぞれの栄養素別に詳しくその摂取方法を学んでいきましょう。

授かり6大栄養素の摂り方

1. たんぱく質
2. 炭水化物（糖質）
3. 脂質
4. 食物繊維
5. ビタミン、ミネラル
6. 水分、嗜好品、清涼飲料水

たんぱく質の摂り方

米国産の肉に注意しましょう

授かりやすい体質をつくるためにまず挙げられるのが、三大栄養素のひとつ「たんぱく質」です。それは、私たちの血液や皮膚、筋肉、内臓、骨、爪や髪の毛、さらにホルモンや酵素などのために、人間にはなくてはならない栄養素です。

また、たんぱく質はプロテインといい、「もっとも大切なもの」を意味します。この命の源ともいうべき栄養素を、具体的にどのように摂ればよいのでしょうか。

たんぱく質を多く含んでいる食品は、肉、魚、大豆製品、卵などです。基本的には、1回の食事で手のひら1枚分を目安にしてください。魚なら切り身魚1切れ又はアジなどは1尾、肉なら70g程度、豆腐なら1丁(200g)、卵なら2個、納豆なら2パックが手のひら1枚分のイメージです。

ただし、一回の食事で納豆を2パック食べましょうというわけではなく、いろいろなたんぱく源を組み合わせ、1日で手のひら3枚ほどになるよう調整しましょう。

ここで知っておきたいことがあります。スーパーの肉売り場を見ると、輸入の牛肉が目立っていますが、「肥育ホルモン」を使って育てられている米国産の牛肉は可能な限り食べない方がよいでしょう。

なぜならば、肥育ホルモンは通常よりも短期間で牛を育てるために投与する成長ホルモンだからです。

一方、和牛および国産牛については、肥育ホルモンの使用は認められていませんので、心配はありません。ある調査によりますと、肥育ホルモンの使用により、米国産牛肉は国産牛と比べ、女性ホルモンのエストロゲン濃度の平均値が脂身で140倍、赤身部分で600倍との報告があります。肥育ホルモンで育った牛の肉の食べすぎは、生殖器に悪い影響を与えるおそれがあります。

外食ではそのような牛肉の摂取制限をするのは、なかなか難しいと思いますが、自宅で調理して肉を食べる際は、できれば和牛や国産牛肉を選びたいものです。

オーストラリアでも肥育ホルモンの使用は認められていますが、オージービーフは使用されていない場合もあるようなので、できれば確認をしましょう。

また、豚や鶏についても国産は肥育ホルモンの使用は禁止されています。外国産については同様に注意をしたほうがよさそうです。

2 炭水化物（糖質）の摂り方

白い炭水化物より薄茶色の炭水化物を摂りましょう

たんぱく質と同様に「炭水化物」は三大栄養素のひとつ、命のためになくてはならない栄養素です。

ただし、炭水化物は前項でも触れましたが血糖値にどのように影響するかをみることで「授かりを応援できる炭水化物」とそうでない炭水化物に分類することができます。

「授かりを応援できない炭水化物」とは、白米や白パン、白砂糖など精製されたもの。摂取することで食後血糖値が急上昇する要因になります。

これは肥満や2型糖尿病といった生活習慣病などを引き起こす原因になるばかりか、女性の場合、高血糖状態が続くことによりホルモンバランスが乱れ、排卵の障害や卵子の健康の低下をもたらす原因になります。

男性も肥満（BMI 25以上）は、精子の数が減少、精液の状態が悪くなるという報告もあります。

さらに、本来代謝されるべき糖が体内に余るとたんぱく質と結びつき〝糖化〟を引き起こします。

糖化は、AGEsという終末糖化産物を生み出し、肌や全身の老化現象を引き起こす原因になると同時に卵巣の機能低下にも繋がることがわかっています。

そこでおすすめしたいのが、薄茶色の炭水化物を食べることです。

精製度の低い薄茶色の糖質、たとえば玄米や胚芽米、全粒粉やライ麦パンなどは、食物繊維が多く噛み応えがあり、糖の吸収が穏やかに。血糖値を急激に上げにくくする特質があります。

それは肥満防止につながり、豊富な食物繊維によって腸内環境を改善するメリットもあります。その他、精製されていない炭水化物には、ビタミン、ミネラルなどの栄養素も豊富に含まれます。

ちなみに、薄茶色の炭水化物代表ともいうべき玄米には、活性酸素を発生させ、ミトコンドリアに悪影響を与えるアブシジン酸が含まれています。

ですが、炊飯する前に常温の水の中でしっかり吸水させることで毒性の影響を避けることができます。ポイントは、〝吸水時間を長く〟です。

これは、玄米を軟らかく炊くコツでもありますので、安全性と美味しさをアップさせるためにも20-30℃で12時間以上吸水させましょう。

もし「玄米が苦手……」でしたら「押し麦」をおすすめします。作り方は簡単！　押し麦を白米2合に対し100gの割合で入れる「3割麦ごはん」をおすすめします。水は押し麦の2倍量を入れてください。

押し麦は白い炭水化物の仲間ですが、水溶性食物繊維の量が飛びぬけて多く、食後の血糖値の上昇を穏やかにする作用が認められています。

3 脂質の摂り方

「オメガ3脂肪酸」は積極的に！「トランス脂肪酸」は避けましょう

食事や栄養のことを考えた場合、脂質をいまだにネガティブに捉えている人が多いと聞きます。でも身体によい脂質の摂取は、授かりを待つ妊活において重要なカギを握っているといえるでしょう。

それが、オメガ3脂肪酸です。イワシやサンマなどの青魚やアマニ油、エゴマ油、くるみなどに多く含まれる脂です。

この脂は細胞膜や神経組織の材料になるほか、体内の炎症を抑え、血糖値の調整をすることで授かり率を高めます。卵子の健康や精子の状態の向上、妊娠率に影響するという研究報告が多数されており、授かりを目指しているカップルにとって大変有効な栄養素といえます。

サバやブリといった青魚なら1日に一切れ食べると1日分のオメガ3脂肪酸の目標量を満たすことができます。

また、サバ缶やイワシ缶などの缶詰にも生の魚と同じくらい含まれています。アマニ油やエゴマ油であれば1日小さじ1杯が目標量の目安です。

ところで、肉や乳製品、バター、ラードなどの動物性脂肪は、脂が常温で固形になる脂で、飽和脂肪酸といいます。摂りすぎると体内で悪玉コレステロールを増やし、動脈硬化の原因となったり、妊娠の妨げになるとの指摘もされていますので摂りすぎには注意が必要です。飽和脂肪酸はパーム油という油にも多く含まれており、冷凍食品やレトルト食品などの加工食品やスナック菓子などに多く使用されています。そのため加工食品を多く食べる人は注意しましょう。

現代人の食生活は魚よりも肉や加工食品を多く食べる傾向にあります。授かり体質を作るには不足しがちな「オメガ3脂肪酸」を意識的に摂取するとよいでしょう。

トランス脂肪酸の摂取は避けて！

授かりに悪影響を及ぼす可能性が非常に高い脂質、それはトランス脂肪酸です。

これは植物性油に水素を添加して加工する際に生じる脂質で、マーガリンやショートニングなどに含まれ、ファストフードや市販の菓子、パンなどでの使用が目立ちます。

摂りすぎると体内で炎症が起こり、卵巣の機能が低下して排卵を乱す原因になります。また、流産や子宮内膜症のリスクを上げたり、男性では精子数が減るといった報告もあります。最近は使用が控えられる傾向にはありますが、現状はまだまだ

	脂肪酸の種類	例
授かりによい脂質	オメガ3脂肪酸	青魚、アマニ油、エゴマ油、くるみ
体によい脂質	オメガ9脂肪酸	オリーブ油、菜種油、べに花油
体に必要な脂質 ただし、摂りすぎ注意	オメガ6脂肪酸	大豆油、コーン油、グレープシード油
	飽和脂肪酸	肉の脂、乳製品の脂質、バター、パーム油（加工食品やスナック菓子などに多く使われる）
授かりに悪い脂質	トランス脂肪酸	マーガリン、ショートニング、ファットスプレッド、加工油脂 ※ファストフード、スナック菓子、パンなどに多く使われる。

※ごま油はオメガ9とオメガ6脂肪酸が半分ずつ含まれる。

ですので注意が必要です。

4 食物繊維の摂り方

水溶性食物繊維を意識しましょう

腸の健康も授かり体質になるためには大切です。たとえバランスのよい食事を心がけたとしても、腸内環境が悪ければ栄養素がしっかり吸収されませんし、免疫力やストレス軽減にも腸が関係しています。

また、腸内環境が乱れたまま妊娠することは赤ちゃんにも悪い影響を与えかねません。人は産道を通って生まれてくる時に母親の腸内細菌をほぼそのまま受け継ぐといわれています。つまり、母親が便秘がちであれば、その子どもも便秘体質になる可能性が高いというのです。また腸内環境は早産リスクにも関連するといわれています。

腸内環境にはやはり食物繊維が大きく影響しますが、その種類は2種類あります。

【不溶性食物繊維】 緑黄色野菜に多い。便のカサを増し、腸を刺激して排便を促す。

【水溶性食物繊維】 根菜や海藻、果物などに多い。善玉菌の餌になって腸内環境を整える。妊活にマイナスな血糖値の急激な上昇を抑える働きももつ。

とくに腸内環境と切っても切れない関係にあるのが「水溶性食物繊維」です。ただし、水溶性食物繊維は十分に摂ることがなかなか難しいため、効率よく摂るために、納豆、ゴボウ、オクラ、ナメコ、キウイ、ドライフルーツ、アボカド、押し麦などを意識しましょう。

また腸内環境には、ヨーグルトやキムチ、味噌などの発酵食品、タマネギ、はちみつなどに多いオリゴ糖もカギになります。

5 ビタミン、ミネラルの摂り方

葉酸、鉄、ビタミンACE、亜鉛、カルシウムを積極的に摂りましょう

妊娠力を高めるためには、バランスのよい食事でビタミンやミネラルを摂取することが必要です。とくに

授かりに「葉酸」は大切です。

ビタミンB群の一種である「葉酸」は、赤ちゃんの障害（神経管閉鎖障害）の発生リスクを低下させるため、厚生労働省は「妊娠を計画している女性は、妊娠1ケ月以上前から通常の食事摂取に加え、サプリメントなどから葉酸400μgを毎日摂りましょう」としています。なぜサプリメントも必要なのでしょうか。

それは、食材が含む葉酸は調理で失われやすく、体内への吸収率も高くないので不足しやすいのです。ですので、サプリメントも医師の指示で活用することも考えてください。また、葉酸は受精卵の正常な発育や流産のリスク低下も期待できる、まさに妊活ビタミンになります。

ホウレン草などの緑黄色野菜や納豆、アボカドなどに多く含まれますが、同じビタミンB群（ビタミンB_6やB_{12}など）と一緒に摂ったほうが体内で活用されやすいので、やはりバランスのよい食事がのぞまれます。

葉酸と同様、女性に不足しやすいのが鉄です。鉄不足になると体の必要な場所に酸素が行き渡らなくなり、卵巣や子宮の働きが鈍くなる可能性があります。ホウレン草やレバーはもちろん、貝にも多いので、味噌汁の具に迷ったらアサリやシジミ汁にするといった工夫もよいでしょう。

ビタミンAとC、Eはまとめて「ビタミンACE（エース）」と呼ばれ、強い抗酸化力があります。酸化ストレスによってダメージを受けやすい精子を守るためにも大切になります。

とくにビタミンEはラットの不妊を防ぐ栄養素として発見され、男女ともにホルモンの生成分泌に関わるため「妊娠ビタミン」といわれたり、その強力な抗酸化作用は「若返りビタミン」とも呼ばれるほど高い力を発揮します。

ビタミンACEは赤、緑、黄色といった色鮮やかな野菜や果物に多く含まれます。たとえば、ニンジンやキウイ、赤や黄色パプリカは野菜室の常備食材にする、という心がけも妊活につながります。

「男性は亜鉛」と、よく耳にするかもしれません。実際、亜鉛は男性ホルモンの合成や精子の形成に必要といわれています。また受精卵の成育に関わるなど、女性にも大切。亜鉛を最も多く含む代表的な食材は牡蠣です。カルシウムも女性は不足しています。妊娠をしたら胎児の骨を作るため、妊娠前からの摂取を心がけましょう。

ただし、カルシウムが十分でも、ビタミンD不足では丈夫な骨は作られません。前述のビタミンDは骨の発育のためにも大切。サバ缶などの魚の缶詰は骨まで食べられるので、カルシウムとビタミンDを両方豊富に摂れる一石二鳥の食材です。

6 水分、嗜好品、清涼飲料水の摂り方

水分を十分に摂り、コーヒー、紅茶は控えめに、清涼飲料水は摂らない

私たちの体の約6割を占める水分は、栄養素の供給や老廃物のデトックス、ホルモン分泌のサポート、体温調節など生命維持に重要な働きを担っています。十分な水分補給は妊娠を求める人にももちろん大切といえるでしょう。

ただ、水分を摂る上で飲み物ならなんでもよい、かというとそうではありません。

とくに清涼飲料水は不妊リスクを高めることがわかっています。清涼飲料水には砂糖よりも血糖値を上げやすい果糖ぶどう糖液糖という糖が使われており、血糖値の急激な上昇をもたらします。男性は、たくさん飲む人ほど精子の運動率が低いという報告もあります。

お茶やコーヒー、紅茶に含まれるカフェインはどうでしょうか。

カフェインの多量摂取は、卵管の運動を鈍くしたり、子宮への血流を悪くする可能性があります。米国生殖医学会は、妊娠を目指している場合、カフェインは1日100-200mgまでとの指針を出していますので、コーヒーであれば1日1〜2杯を目安にするとよいでしょう。

アルコールも飲み過ぎは月経サイクルを乱し、妊娠率を低下させる可能性があります。こちらも米国生殖医学会では妊娠前のアルコール摂取を1日1単位(20g)までとしています。ビールなら500ml、日本酒なら1合、ワインなら約200mlが1単位です。つまり、1日1杯程度であれば問題ないといえますが、それでも週に2回の休肝日をもうけましょう。

男性に関してもカフェインとアルコールは生殖機能に影響します。女性と同様の配慮をしましょう。

PART 3

"授かりごはん" レシピ編 1

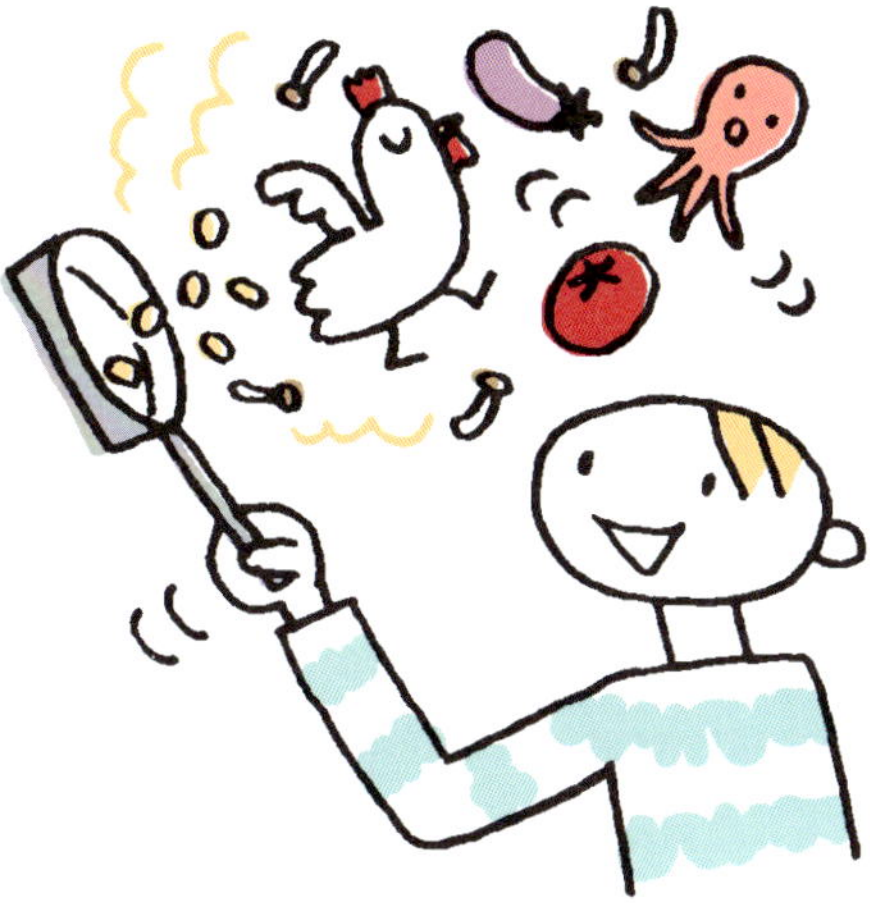

卵胞すくすくレシピ

月経が始まってから排卵までの卵胞期は、
葉酸やビタミンDに注目。葉酸とチームプレイをする
ビタミンB群も摂りやすいレシピを集めました。

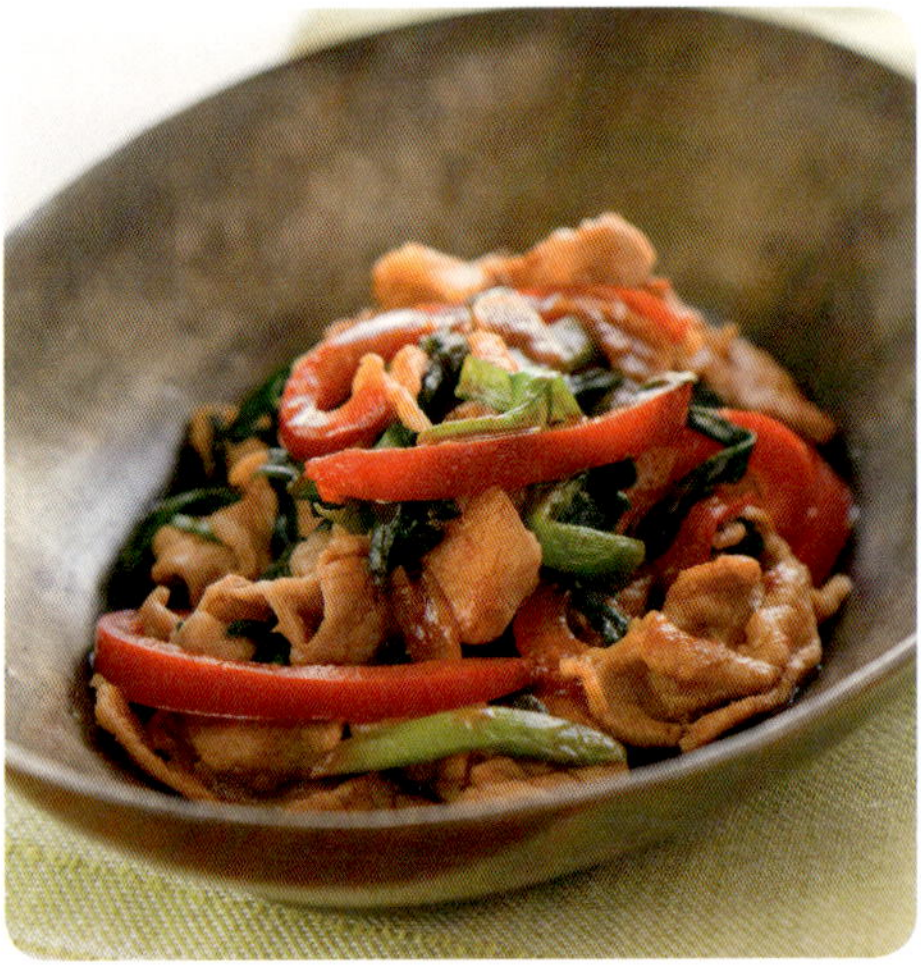

主 菜　《授かり栄養》葉酸、鉄

いつもの炒め物にコチュジャンを
入れれば、一気に韓国風

豚肉の韓国風炒め

＼ポイント／

ニラとパプリカの組み合わせで葉酸たっぷり。豚肉と炒めることで、両方の野菜が持つ鉄分も吸収されやすくなる。

【材料】 2人分
豚薄切り肉……160g
赤パプリカ……1/2個
ニラ……1/2袋
ニンニク……1かけ
醤油……大さじ1
コチュジャン……小さじ2
ごま油……適量

【作り方】
1. 赤パプリカは細切り、ニラは5cm幅、ニンニクは薄切りにする。
2. ごま油とニンニクをフライパンに入れ、火にかける。
3. にんにくの香りが出てきたら豚肉と赤パプリカを入れて炒め、火が通ったらニラを入れて炒め合わせる。
4. 醤油とコチュジャンを入れて混ぜ合わせる。

主 食 《授かり栄養》葉酸、ビタミンB_6

納豆ご飯をランクアップ

納豆丼

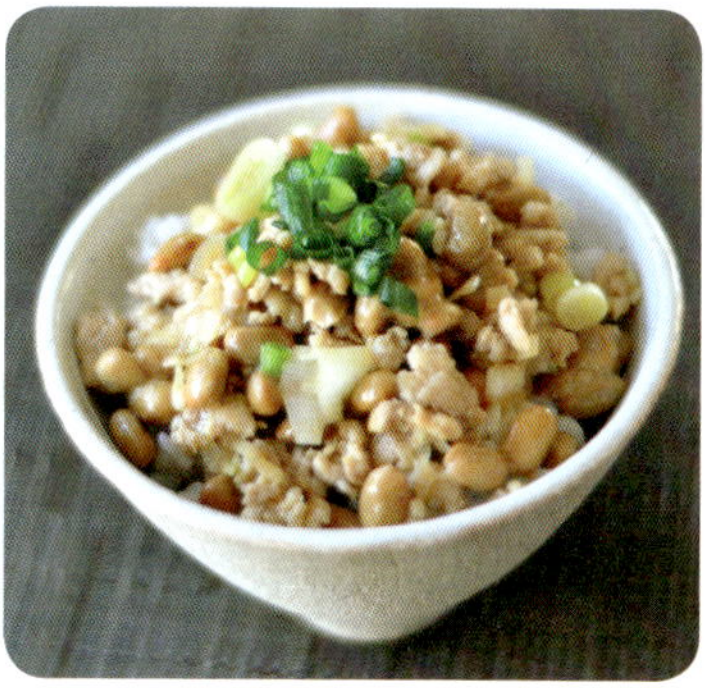

【材料】 2人分

ごはん……適量　納豆……2パック
鶏ひき肉……100g　タマネギ……1/4個
ニンニク……1かけ
醤油、みりん……各大さじ1
ごま油……適量　七味唐辛子……お好みで、適量

【作り方】

1. タマネギとニンニクはみじん切りにする。
2. フライパンにごま油と①を入れ、火にかける。
3. にんにくの香りが立ってきたらひき肉を入れ、炒める。
4. 納豆、醤油、みりんを入れ、さっと炒め合わせる。
5. 器にごはんを盛り、④をのせる。お好みで七味唐辛子をかける。

ポイント

納豆は葉酸食材！葉酸やビタミンB_2の多い納豆と、ビタミンB_6の多い鶏肉の組み合わせで葉酸が活用されやすい。

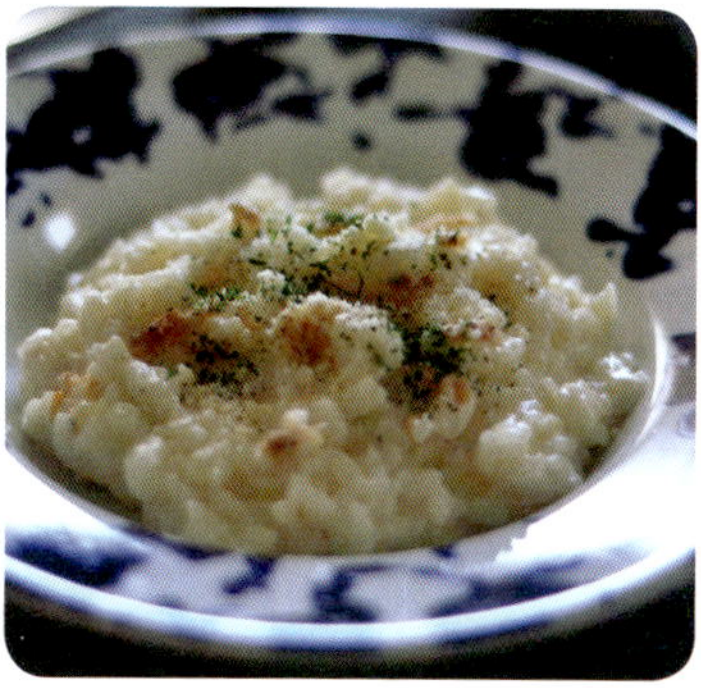

主 食 《授かり栄養》葉酸、カルシウム

乾物を使うからいつでも気軽にできる

桜エビのリゾット

ポイント

乾燥桜エビは、常備したい妊活ドライフード。ホウレン草よりも葉酸が多く、ビタミンB_{12}も豊富。クリームリゾットでカルシウム補給も。

【材料】 2人分

ごはん……茶碗2杯分　桜エビ(乾燥)……大さじ4
タマネギ……1/4個　ニンニク……1かけ
牛乳……200ml　塩、こしょう……適量
粉チーズ……大さじ2　オリーブ油……大さじ1

【作り方】

1. タマネギとニンニクはみじん切りにする。
2. 鍋にオリーブ油と①、桜エビを入れて火にかけ、タマネギがしんなりするまで炒める。
3. ごはんと牛乳を加え、牛乳の水分がほとんどなくなるまで混ぜ合わせる（放置すると焦げるので注意）。
4. 塩、こしょう、粉チーズを混ぜ合わせる。
5. 器に盛り、お好みで粉チーズ（分量外）をかける。

主 食　《授かり栄養》葉酸、酢酸

バルサミコ酢が味のキメテ

アボカドの冷製パスタ

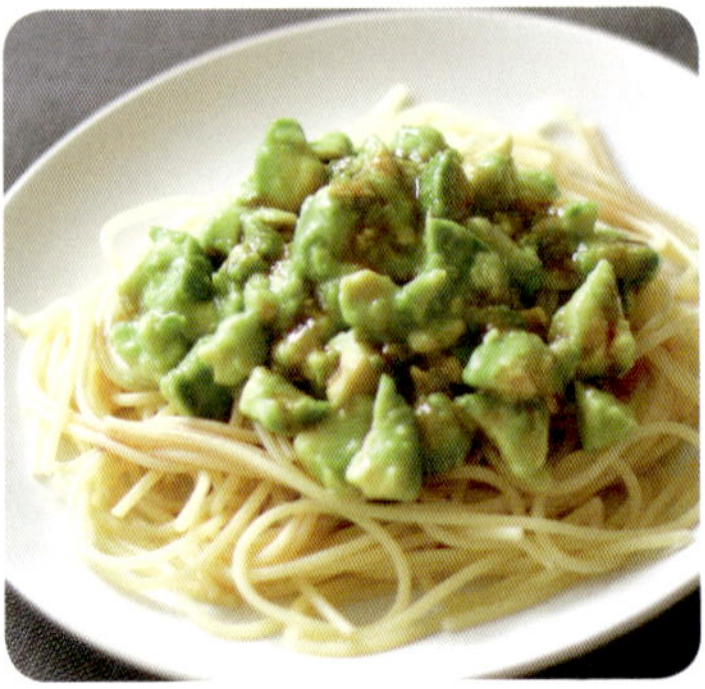

【材料】 ２人分

スパゲッティ……160g　アボカド……小2個

Ⓐ
- レモン汁……小さじ2
- オリーブ油……大さじ2
- コンソメ……少々
- 水……大さじ4

塩……少々　バルサミコ酢……適量

【作り方】

①アボカドをボールに入れ、軽くつぶす。
②Ⓐを入れて混ぜ、塩で味を調える。
③スパゲッティは１％の塩（分量外）を入れた湯でゆで、冷水でしめて器に盛る。
④②をのせ、バルサミコ酢をまわしかける。

ポイント　女子が好きなアボカドは、葉酸が多い代表食材で、妊活フード！酢の作用で血糖値の上昇もおだやかに。

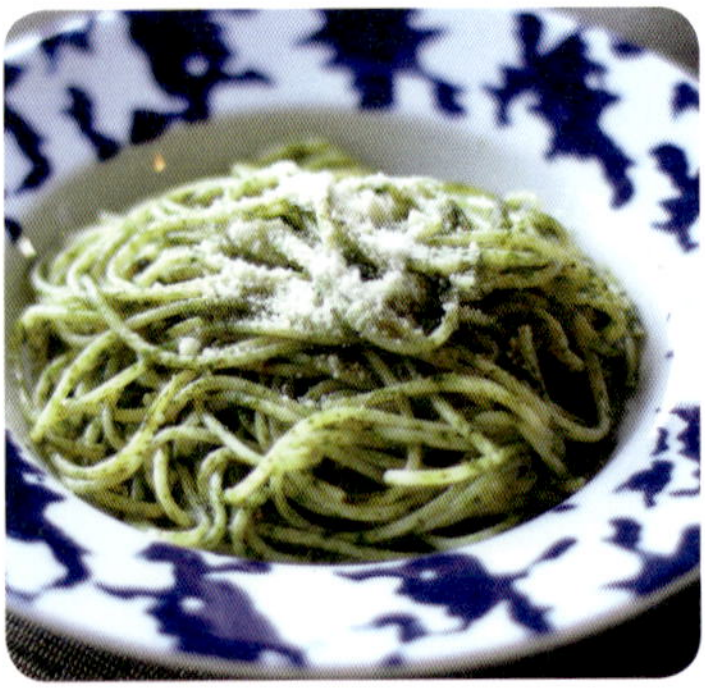

主 食　《授かり栄養》葉酸、ビタミンD

キッチンで眠っている青ノリを有効活用

青ノリのジェノベーゼパスタ

ポイント　栄養満点のノリをたっぷりとれる。青ノリは葉酸やビタミンB_{12}も多いが、ビタミンDはゼロ。ビタミンDを含むかつおぶしと合わせて。

【材料】 ２人分

スパゲッティ……180g

Ⓐ
- 青ノリ……大さじ4
- 白すりごま……小さじ2
- かつおぶし……大さじ4
- 醤油……小さじ2
- オリーブ油……大さじ2
- おろしニンニク……1/4かけ分

粉チーズ……適量

【作り方】

①ボールにⒶを入れる。
②１％の塩（分量外）を入れた湯でスパゲッティをゆで、ゆで上がる寸前に大さじ4のゆで汁を①に入れる。
③スパゲッティを加えて混ぜ、器に盛って粉チーズをかける。

主菜 《授かり栄養》葉酸、ビタミンD

ホウレン草が多すぎ!?でも心配無用!

ホウレン草のスペインオムレツ

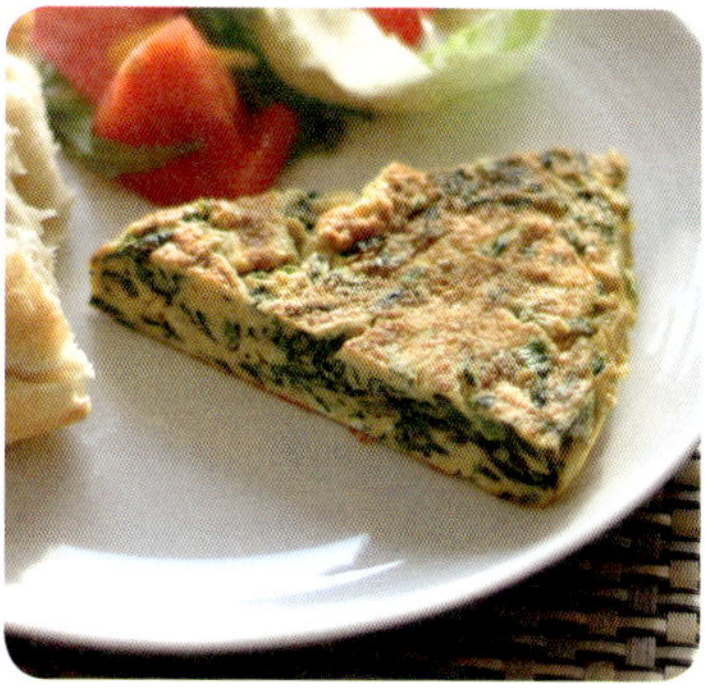

【材料】 作りやすい分量
卵……5個
ホウレン草……太いものなら5株、
細いものなら10株(150g)
オリーブ油……大さじ1　粉チーズ……大さじ3
塩……小さじ1/2　オリーブ油……適量
お好みでケチャップ……適量

【作り方】
①ホウレン草をゆで、細かく刻んでオリーブ油大さじ1をからめる。
②卵を溶き、①と粉チーズ、塩を混ぜ、オリーブ油適量を熱したフライパンに流し込む。
③軽くかき混ぜスクランブルエッグ状になったら、底面に焼き色がつくまで焼く。
④裏返し、もう片面も焼き色がつくまで焼き、中まで火を通す。
⑤器に盛り、お好みでケチャップをかけていただく。

ポイント
葉酸といえば、ホウレン草は欠かせない！ビタミンDやビタミンB群を豊富に含む完全栄養食品の卵との相性はばっちり。

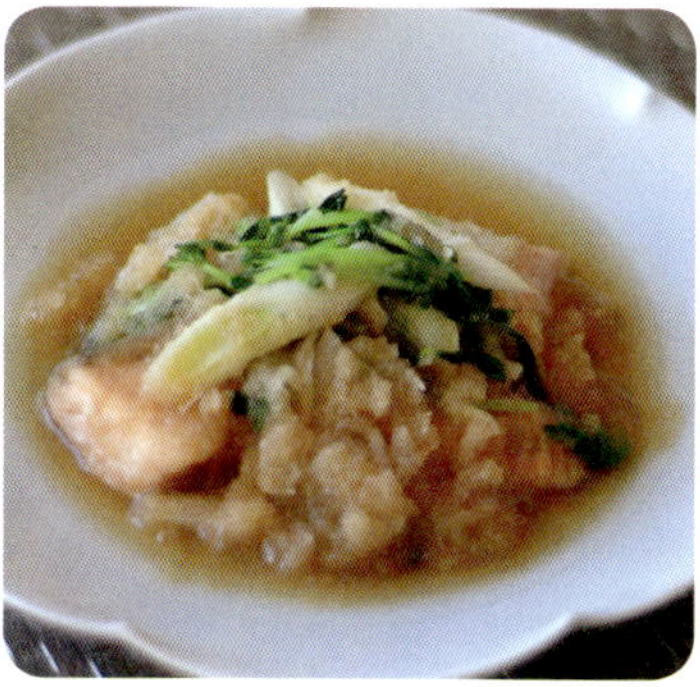

主菜 《授かり栄養》葉酸、ビタミンD

大根がなければ、カブをおろして使ってもOK

サケのおろし煮

ポイント
サケでビタミンDを効率よく摂れる。さらにごま油で焼いてビタミンDの吸収率アップ。野菜で葉酸や食物繊維などが摂れてバランスも整う。

【材料】 2人分
生ザケ……2切れ
塩……適量　片栗粉……小さじ2
大根おろし……180g(1カップ分)　長ネギ……1/2本
豆苗……適量　水……100ml
Ⓐ 醤油……大さじ2　みりん……大さじ1.5
和風の顆粒だし……小さじ1/8
ごま油……適量

【作り方】
①生ザケは1切れを3等分にし、塩を振る。片栗粉と一緒にポリ袋に入れ、空気を入れて振り、片栗粉をまぶす。長ネギはななめ薄切り、豆苗は5㎝幅に切る。
②ごま油を熱したフライパンで生ザケを皮目から焼き、ひっくり返したら長ネギを入れ、軽く炒める。
③生ザケにだいたい火が通ったら、水、大根おろし、Ⓐ、豆苗を入れ、サケに火が通るまで軽く煮る。

主 菜　《授かり栄養》葉酸、ビタミンD

バジルが味と栄養のアクセント

タイのエスカベッシュ

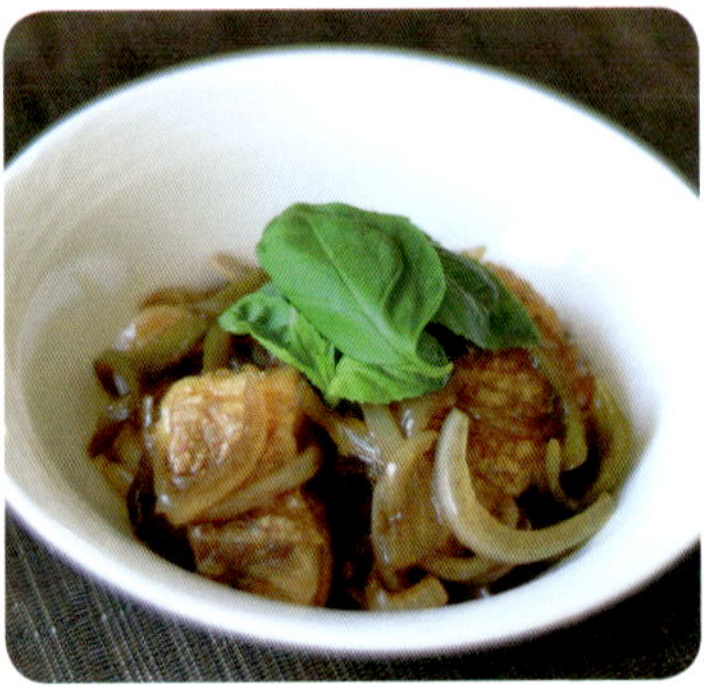

【材料】 2人分

真ダイ……2切れ　塩、こしょう……少々
片栗粉……適量　タマネギ……1/2個
ピーマン……1個　ニンニク……1片
オリーブ油……適量
Ⓐ バルサミコ酢……大さじ3　酢……大さじ2
　オリーブ油……大さじ1　砂糖……小さじ1/2
塩、こしょう……適量　バジル……適量

【作り方】

❶真ダイは一口大、タマネギとニンニクは薄切り、ピーマンは細切りにする。Ⓐをボールに合わせる。
❷真ダイに塩・こしょうを振り、片栗粉と一緒にポリ袋に入れ、空気を入れて振り、片栗粉をまぶす。
❸フライパンにオリーブ油とニンニクを入れて火にかけ、タイとタマネギ、ピーマンを炒める。
❹ボールに入れて混ぜ合わせ、塩、こしょうで味を調え、30分ほどおいてなじませる。
❺器に盛り、バジルをのせる。

ポイント
ストレスフルなときにもおすすめ。真ダイ(養殖)には、ビタミンDやビタミンB_1が豊富。ストレスで大量に消費されるビタミンB_1は、タマネギに含まれるアリシンと合わせると吸収アップ。バジルで葉酸補給も。

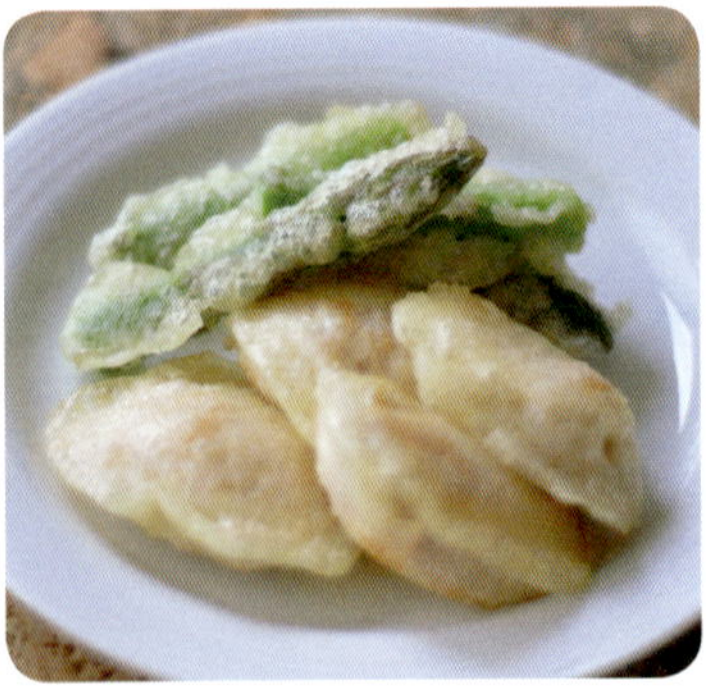

主 菜　《授かり栄養》葉酸、ビタミンB_6

炭酸水でつくるとカリっと失敗しらず!

アスパラとささみのフリット

ポイント
アスパラ×ささみ＝相性良し！葉酸の多いアスパラとビタミンB群の多いささみの組み合わせ。アスパラには疲労回復作用があり、栄養ドリンクにも使われるアスパラギン酸も多い。

【材料】 2人分

アスパラ……4～6本　鶏ささみ……2本
炭酸水……100ml　薄力粉……大さじ8
オリーブ油……大さじ4～5　塩……適量

【作り方】

❶アスパラは根元1/3の皮をピーラーでむき、2～3等分にする。鶏ささみは一口大に切る。
❷炭酸水に薄力粉を混ぜ、①をからめる。
❸オリーブ油をフライパンに熱し、②を入れ、揚げ焼きにする。
❹器に盛り、塩をつけていただく。

【材料】 2人分
トマト……1個　　卵……3個
キクラゲ（乾燥）……6個　　生姜……1かけ
Ⓐ オイスターソース、醤油……各小さじ1
　 酒……小さじ2
塩、こしょう……適量　　ごま油……小さじ3
お好みで、ラー油……適量

【作り方】
①トマトは8等分のくし切りにする。卵は溶き、塩少々を入れて混ぜる。キクラゲは水で戻して細切り、生姜は千切りにする。
②フライパンにごま油小さじ2を熱し、溶き卵を流し入れ、手早くかき混ぜ、半熟状態で元の器に戻す。
③そのままのフライパンにごま油小さじ1を入れて熱し、トマトとキクラゲ、生姜を軽く炒める。トマトが崩れないよう火を止め、Ⓐを入れて混ぜ合わせる。
④火をつけ、卵を戻し入れ、塩、こしょうを振る。
⑤器に盛り、お好みでラー油をかける。

主菜　《授かり栄養》ビタミンD、ビタミンB_2

トマトを炒めすぎないのがポイント

トマトと卵の中華炒め

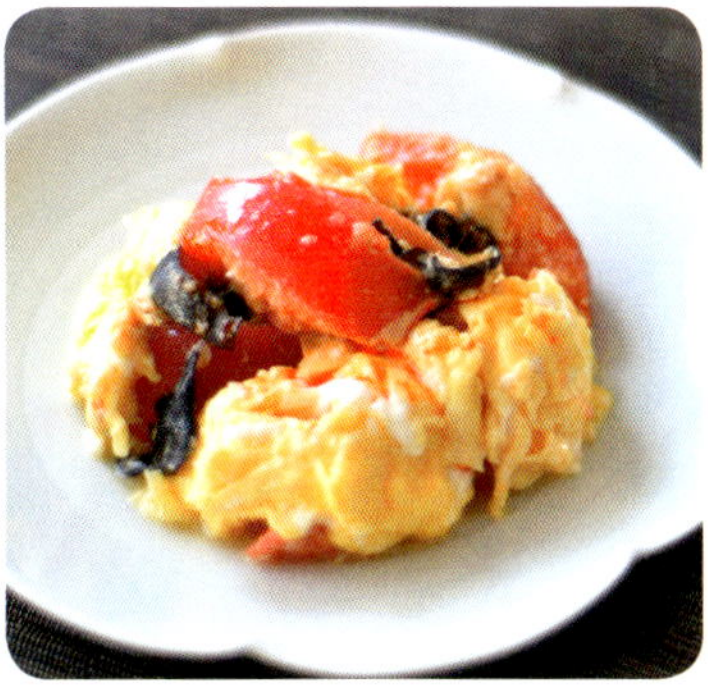

ポイント
キクラゲはビタミンDの宝庫で、食感、栄養のキメテ。卵は完全食品といわれるが、食物繊維とビタミンCは、ゼロ。でも、それを他の食材で補えるメニュー。

教えて！
長有里子先生！

授かり体質を作るコツ

葉酸は効率よく摂りましょう！

葉酸は、ホウレン草から発見された成分で、野菜なら枝豆やホウレン草、ブロッコリー、シュンギク、アスパラ、ミズナ、コマツナなど色の濃い野菜に。果物なら主に、イチゴやマンゴー、アボカドに含まれ、そのほか、納豆や海苔、ごま、きな粉からも摂取できます。

でも、調理する場合には注意が必要！　葉酸は水に溶けやすく、また加熱や光などによって栄養が失われやすいため、「加熱」も「水にさらす」のも短時間でササッとすることが、効率よく摂るためのコツです。保存する場合は、なるべく日の当たらない冷暗所にしましょう。

葉酸チャージでオススメの食材は、調理が不要のイチゴやマンゴー、アボカド、納豆、海苔です。また、シュンギクやミズナを生で摂るサラダもオススメですよ。

副　菜　《 授かり栄養 》ビタミンD、食物繊維

5分でできる!

きのこのマリネ

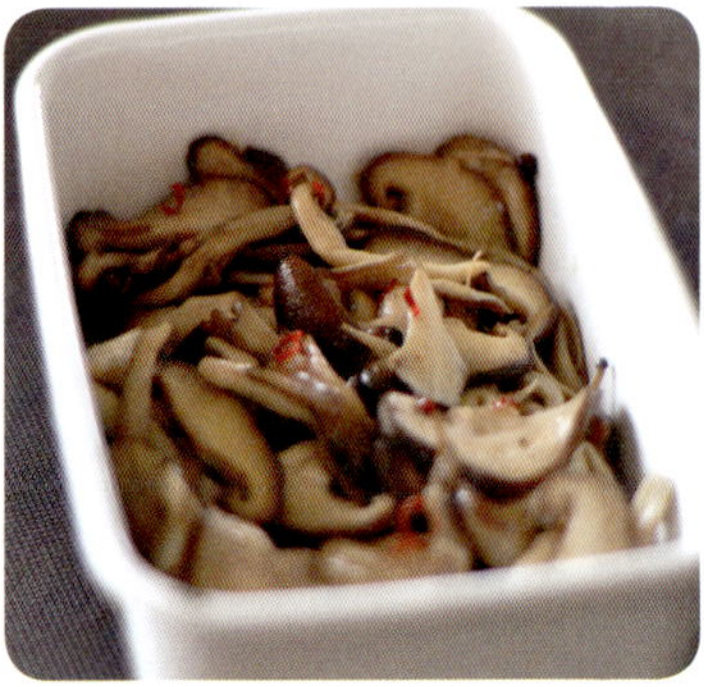

【材料】 作りやすい分量
シメジ、マイタケ……各1パック
生シイタケ……4個　　ニンニク……1かけ
お好みで、赤唐辛子……適量
塩……小さじ1/2　　こしょう……少々
酢……大さじ1.5　　オリーブ油……大さじ2

【作り方】
❶シメジとマイタケは、小房に分ける。生シイタケは薄切り、ニンニクも薄切りにする。
❷フライパンにオリーブ油とニンニクを入れ、火にかける。ニンニクの香りが立ってきたら①とお好みで赤唐辛子を入れて炒める(最初は量が多くて炒めにくいかもしれませんが、すぐにカサが減ります)。
❸塩、こしょうを振り、酢を入れて混ぜ合わせたら火を止める。

ポイント　きのこのマリネには、マイタケ必須！マイタケのビタミンD量は、きのこの中でトップクラス。

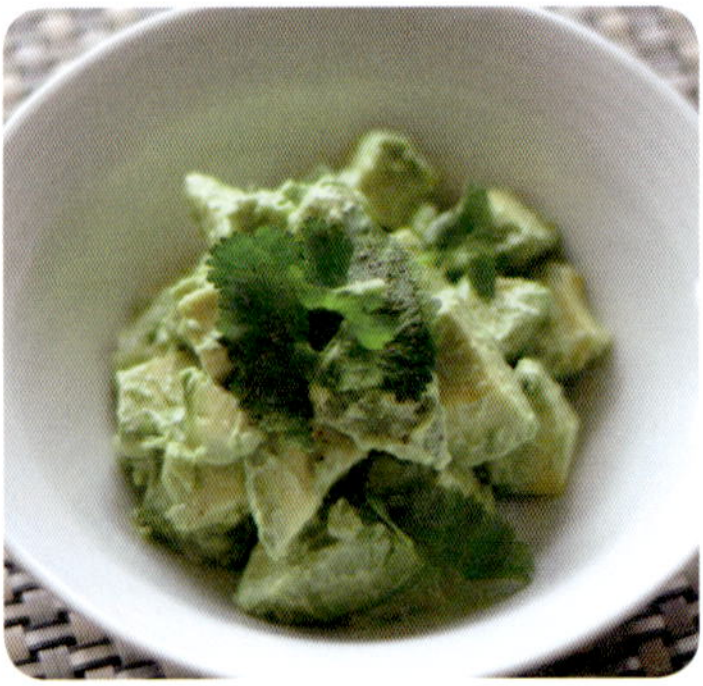

副　菜　《 授かり栄養 》葉酸、ビタミンB_6

食材はアボカド1つだけ!

アボカドサラダ

ポイント　アボカドは葉酸以外も栄養たっぷり！ 森のバターと言われ、悪玉コレステロールを減らすオレイン酸という脂質も豊富。また、ビタミンB_6、ビタミンEなども多い。

【材料】 2人分
アボカド……1個
Ⓐ
マヨネーズ……大さじ1
レモン汁……小さじ1
塩……小さじ1/4
こしょう……少々

【作り方】
❶アボカドはボールに入れ、スプーンで1cm角程度に切り分ける。
❷Ⓐを入れ、混ぜ合わせる。

副 菜 《授かり栄養》ビタミンD、ビタミンB_{12}

シラスのうまみで、醤油だけで味が決まる

ピーマンとシラスの炒め煮

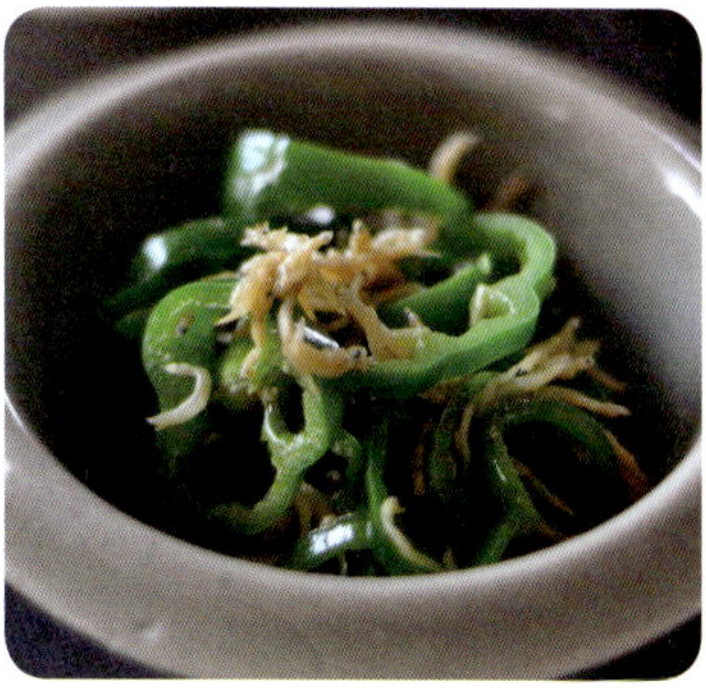

【材料】 2人分
ピーマン……4個　シラス……大さじ3
水……大さじ3　醤油……小さじ1
ごま油……小さじ1

【作り方】
1 ピーマンは5㎜幅の輪切りにする。
2 ごま油を熱したフライパンで①を軽く炒めたら、シラスを加える。
3 火を弱めて水を加えて混ぜ（シラスの旨味をピーマンに移す）、水気がほとんどなくなったら、醤油を加えて混ぜ合わせる。

ポイント
シラスはビタミンDを効率よく摂れる食材。シラスおろしが定番だが、油と合わせたほうが吸収面では良い。ピーマンの青臭いにおいには、血液サラサラ作用あり。

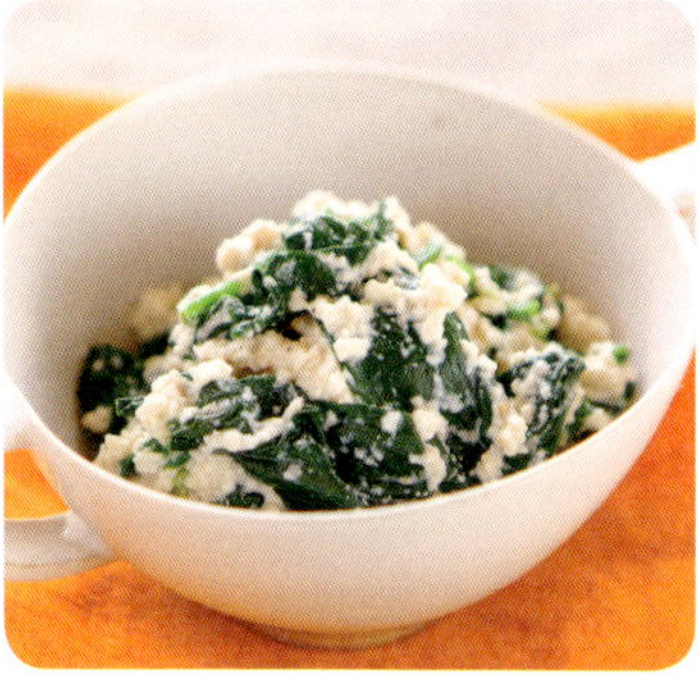

副 菜 《授かり栄養》葉酸、鉄

すり鉢いらず。泡だて器で混ぜて

ホウレン草の白和え

ポイント
ホウレン草は、葉酸も鉄も含有量が野菜の中でトップクラス。貧血予防には鉄だけでなく葉酸も欠かせないので、女性はホウレン草を積極的に食べたい。同じく鉄が多い木綿豆腐との組み合わせ。

【材料】 2人分
木綿豆腐……150g
ホウレン草……太いものなら3株、細いものなら6株（100g）
砂糖、醤油……各小さじ1　すりごま……小さじ4
塩……小さじ1/8

【作り方】
1 ホウレン草はゆでて、3㎝幅に切る。
2 ホウレン草以外の材料をボールに入れ、泡立て器(ホイッパー)でなめらかになるまで混ぜ合わせる。
3 ②に①を入れて混ぜる。

副菜　《授かり栄養》葉酸、ビタミンB_{12}

できたてのホットマリネでもおいしい

長ネギのマリネ

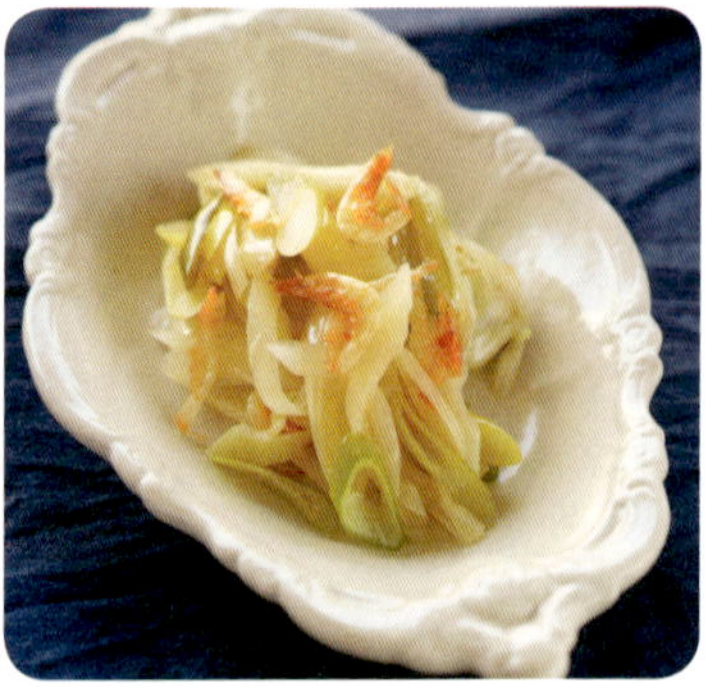

【材料】 2人分
長ネギ……1本
桜エビ（乾燥）……大さじ1.5
生姜……少々　　ごま油、酢、水……各大さじ1
塩……少々

【作り方】
❶長ネギはななめ薄切り、生姜は千切りにする。
❷ごま油を熱したフライパンで①を炒めたら火を止め、桜エビと水を入れて混ぜ、再び火をつける。
❸塩を入れて混ぜ合わせたら酢を入れ、炒め合わせる。

ポイント
長ネギと桜エビは葉酸が摂れる名コンビ。桜エビにはビタミンB_{12}やカルシウムも多く、酢の作用でカルシウムの吸収も高まる。

副菜　《授かり栄養》葉酸、カルシウム

レンチンホワイトソースで

ブロッコリーグラタン

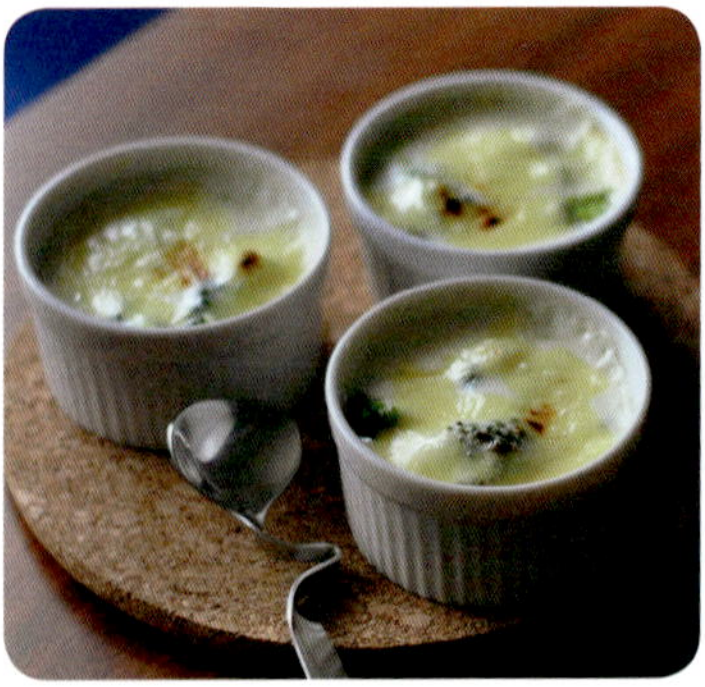

ポイント
ブロッコリーはホウレン草と同量の葉酸を含む！鉄や亜鉛、ビタミンACEも豊富だが、カルシウムが比較的少ないので、ホワイトソースと合わせると相性がよい。

【材料】 2人分
ブロッコリー……適量　　ピザ用チーズ……適量
《ホワイトソース／作りやすい分量》
牛乳……400ml　　薄力粉……大さじ3
オリーブ油……大さじ2　　コンソメ……小さじ1/2
塩……小さじ1/2

【作り方】
❶ホワイトソースを作る。耐熱容器に薄力粉とオリーブ油を入れて泡だて器（ホイッパー）で混ぜる。牛乳を少しずつ加え、混ぜ合わせる。
❷ラップをせず、500Wの電子レンジで約3分加熱する。一旦取り出し、混ぜる。
❸再度レンジで約3分加熱する。表面がぷくぷくしていたら取り出し、混ぜる。この時点ではサラサラな状態だが、粗熱がとれるととろみがつく。
❹耐熱容器にゆでたブロッコリーを入れ、③をかける。チーズをのせ、トースター加熱で焼き色をつける。

副 菜 《授かり栄養》葉酸、ビタミンC

春菊は生で食べられる!

春菊サラダ

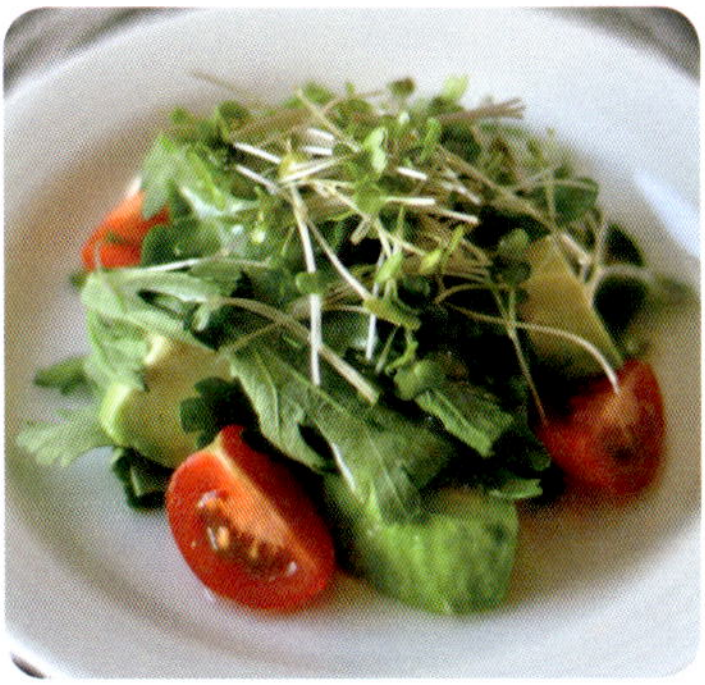

【材料】 2人分
春菊、ブロッコリースプラウト、アボカド、トマトなど 適量

【作り方】
1 春菊はざく切りにする。春菊の茎は、太いようなら細切りにする。
2 他の野菜も食べやすい大きさに切る。
3 器に盛り、お好みのドレッシングをかける。

ポイント
春菊の葉酸はホウレン草並み。春菊は栄養野菜だが、ビタミンCが少ないので、ブロッコリースプラウトと組み合わせるのがおすすめ。

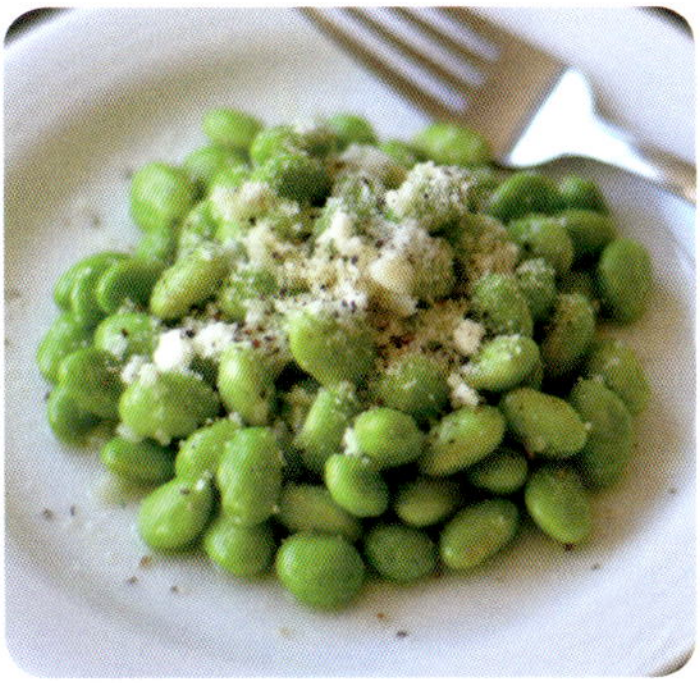

副 菜 《授かり栄養》葉酸、鉄

塩ゆでに飽きたらぜひこれを

枝豆のイタリアンソテー

ポイント
葉酸も鉄もホウレン草以上の量を誇る優秀食材、枝豆。枝豆は、アルコールから肝臓を守るメチオニンなども多いので、「ビールと枝豆」は理にかなっている。

【材料】 2人分
枝豆(ゆで)……50さや(約100g)
オリーブ油……適量　　ニンニク……1かけ
Ⓐ 酒……大さじ1/2
　 水……大さじ2
塩、こしょう、粉チーズ 各適量

【作り方】
1 ニンニクはみじん切りにする。フライパンにオリーブ油とニンニクを入れ、火にかける。
2 香りが立ったら枝豆を入れて軽く炒め、Ⓐを加えて炒め煮にする。
3 水分がなくなったら塩、こしょうを振り、器に盛って粉チーズをかける。

ピタッと着床レシピ

排卵後からの月経周期の後半は、卵子と精子が受精し、
着床するときです。鉄やビタミンEを食生活に取り入れて、
着床しやすい身体をつくるためのレシピです。

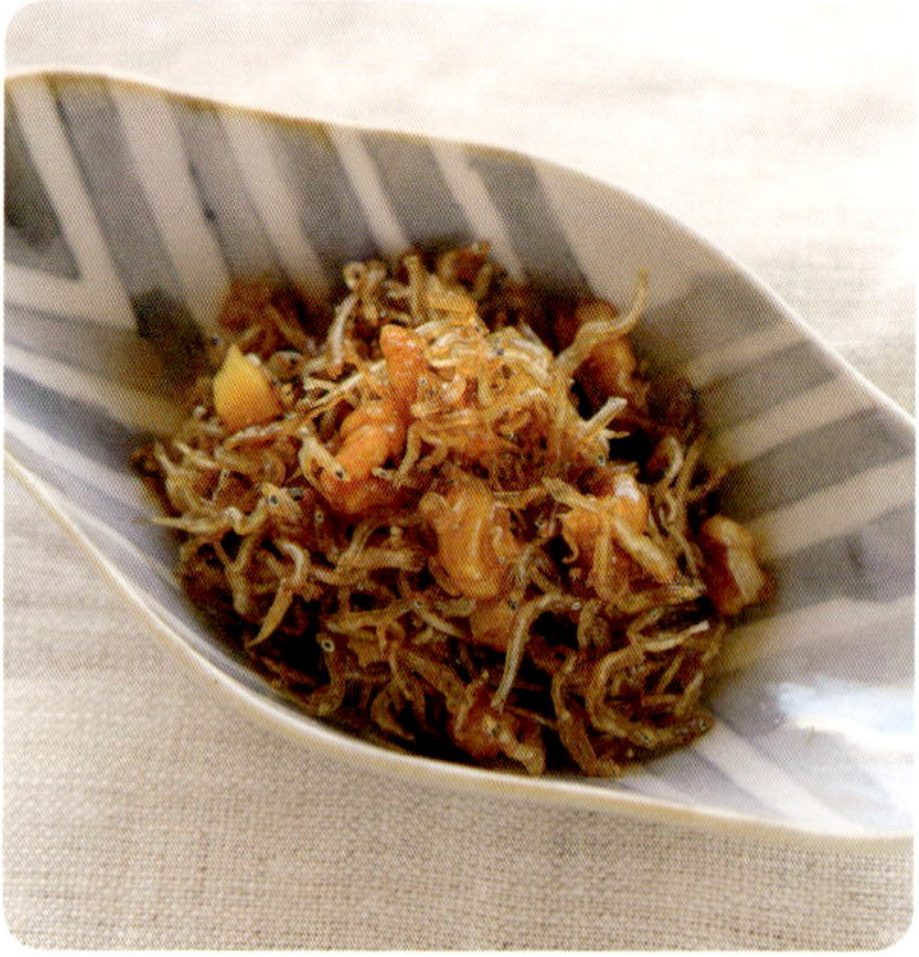

主菜　《授かり栄養》鉄、オメガ3脂肪酸

くるみで食感も栄養もアップ

ジャコとクルミの佃煮

\ポイント/

妊活最強のごはんのお供！ クルミの鉄の量はホウレン草以上。またオメガ３脂肪酸もすべての食品中６位という含有量。ジャコとクルミを組み合わせることで、おすすめの妊活成分をすべて摂れる。

【材料】 作りやすい分量
ジャコ……35g
クルミ……15g
醤油、酒……各大さじ1.5
砂糖……大さじ1

【作り方】
1. フライパンに醤油と酒、砂糖を入れて火にかけ、ジャコと細かく割ったクルミを入れて混ぜる。
2. 水分がほとんどなくなるまで煮詰める。

主 食 《授かり栄養》鉄、ビタミンE

包丁いらずでできる!
豆乳リゾット

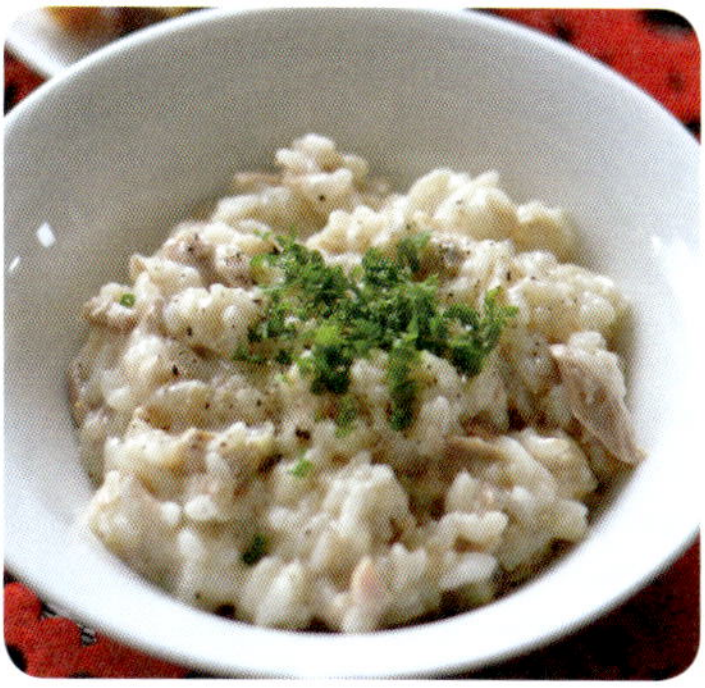

【材料】 2人分
ごはん……茶碗2杯分
豆乳(無調整)……適量(レシピ参照)
ツナ缶(油漬け)……1缶　塩、こしょう……少々
粉チーズ……適量

【作り方】
1 鍋にごはんを入れ、ごはんにかぶるくらいの豆乳を入れる。
2 ツナ缶を缶汁ごと加え、火をつけ、ごはんがトロッとするまで数分加熱する。
3 塩、こしょうで味を調え、器に盛って粉チーズをかける。

ポイント
豆乳のメイン栄養は、鉄。ただし、吸収されにくい鉄なので、ツナと合わせて吸収率をアップ。

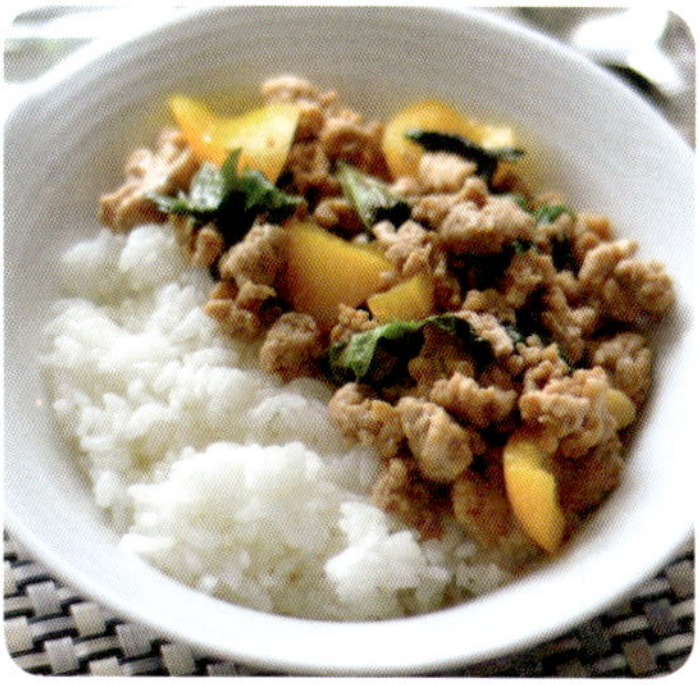

主 食 《授かり栄養》鉄、ビタミンE

バジルを手軽なシソで代用
ガパオライス風

ポイント
シソはバジルよりも鉄が多い。さらにバジルよりもビタミンACEも多く、しかもリーズナブル。一般的には鶏肉で作るが、鉄が鶏よりも多い豚肉を使用している。

【材料】 2人分
ごはん……適量　豚ひき肉……200g
パプリカ……1/2個　シソ……5～6枚
ニンニク……1かけ
A オイスターソース、醤油、酒……各大さじ1
オリーブ油……適量

【作り方】
1 パプリカは一口大の乱切り、ニンニクはみじん切りにする。
2 オリーブ油をひいたフライパンにニンニクを入れて火にかけ、香りが出たらパプリカとひき肉を入れて炒め合わせる。
3 Ⓐを入れて味を調え、ちぎったシソを加えて混ぜる。
4 器にごはんを盛り、③をかける。

主　食　《授かり栄養》鉄、ビタミンD

レンジで半熟卵を作って

シラスそば

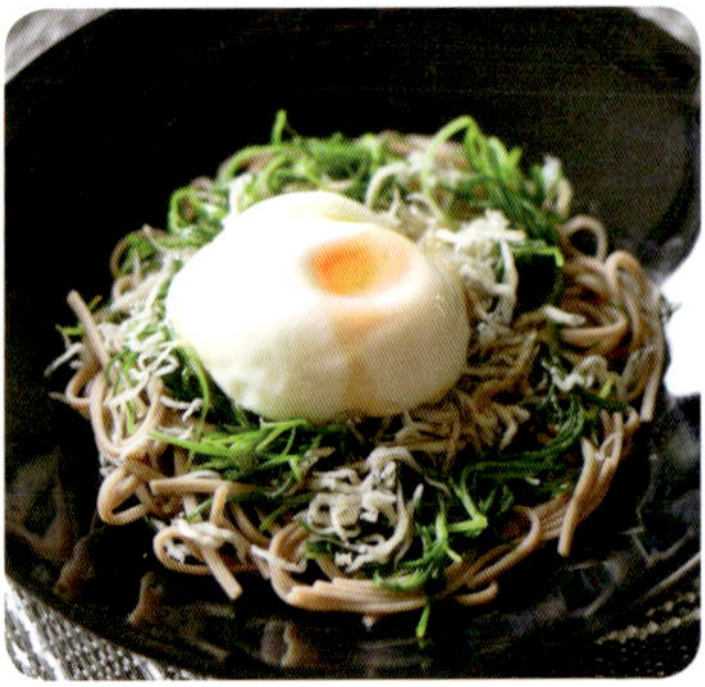

【材料】 2人分
そば……2人分　　卵……2個
シラス、青菜……各適量
醤油、ごま油……各適量

【作り方】
①電子レンジで半熟卵をつくる。卵1個を耐熱容器に割り入れ、水を大さじ2入れ、ようじで卵の黄身を刺す（破裂予防）。ラップをしないで500Wの電子レンジに40～50秒かけ、水を切る。これをもう一個作る。
②ゆでたそばを器に盛り、ゆでて切った青菜、シラス、①をのせ、醤油とごま油を回しかける。

ポイント
そばは穀類の中で鉄が多い食材。白米と比べると8倍多く鉄を含む。吸収されやすいよう、卵やシラスをトッピング。

主　食　《授かり栄養》鉄、ビタミンE

鉄を摂るなら牛乳より豆乳

豆乳味噌パスタ

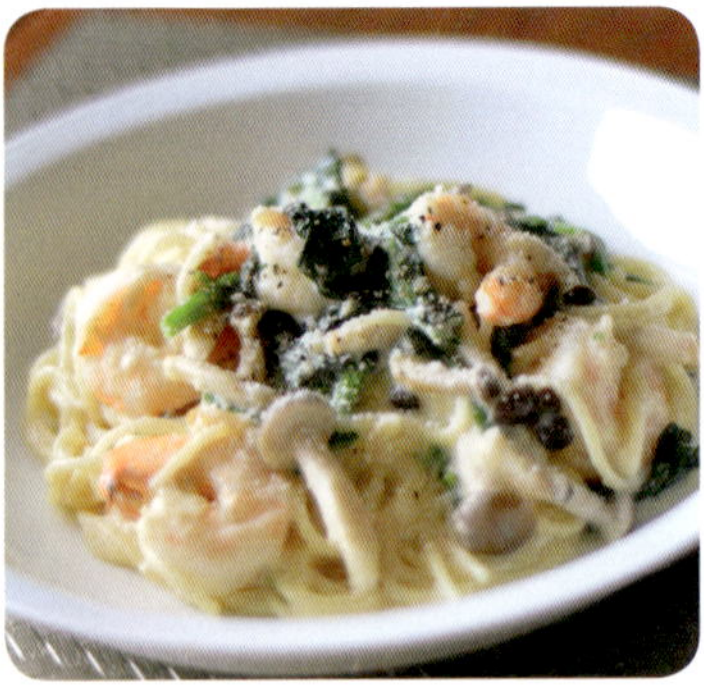

ポイント
鉄の多い豆乳とビタミンEの多いエビの組み合わせ。エビにはビタミンB12も豊富なので、青菜を合わせると葉酸の吸収にも◎

【材料】 2人分
スパゲッティ……180g　　エビ……10尾
シメジ……1/2パック　　ホウレン草……2～3株
塩、こしょう……適量
《豆乳ソース》
豆乳(無調整)……2カップ　　味噌……大さじ1+1/3
ニンニク……1かけ　　薄力粉……小さじ2
オリーブ油……適量　　粉チーズ……適量

【作り方】
①エビは殻をむき、背に切り込みを入れて背ワタをとる。片栗粉(小さじ1程度／分量外)を振りかけてもみ、水で洗って臭みをとったら、塩、こしょうを振る。
②シメジは小房に分け、ホウレン草はゆでて3cm幅に切る。ニンニクは薄切りにする。
③フライパンにオリーブ油とニンニクを入れて火にかけ、エビ、シメジを入れ、薄力粉を振りかけて炒める。
④豆乳を入れ、味噌を溶く。沸いたら弱火にし、トロッとしたら、1%の塩(分量外)を入れた湯でゆでたスパゲッティ、ホウレン草を入れ、塩で味を調える。
⑤器に盛り、粉チーズ、こしょうをかける。

主食 《授かり栄養》鉄、ビタミンE

パセリの苦みを
マヨとチーズでマスキング

パセリトースト

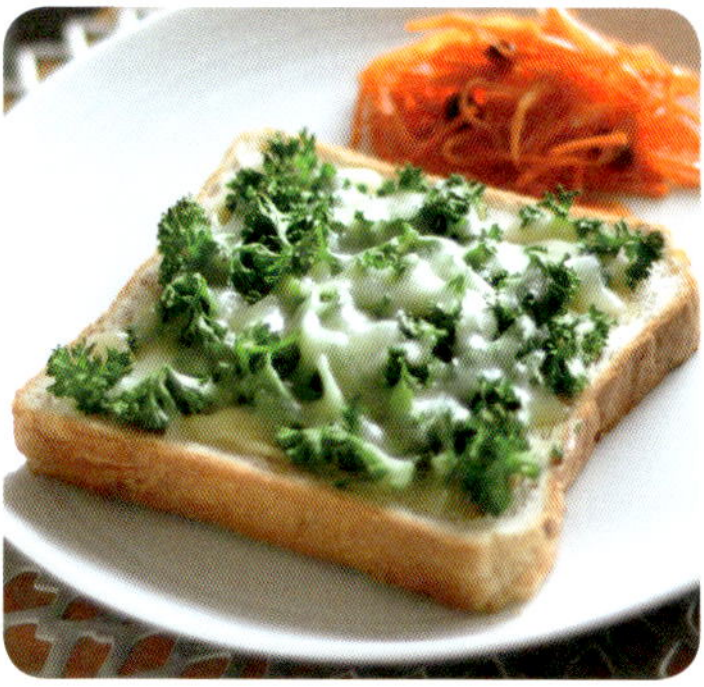

【材料】 2人分
食パン……2枚
パセリ……適量(ふたつかみくらい)
※パセリは大量でも加熱をするとカサが減るので大丈夫
マヨネーズ……適量　　ピザ用チーズ……適量

【作り方】
❶パセリはざく切りにする。
❷食パンにマヨネーズを塗り、パセリ、ピザ用チーズの順にのせ、トースターで焼く。

ポイント
パセリは脇役ではなく、栄養面では主役級！ 多種類の栄養を多量に含み、圧倒的な栄養価を誇る。メインでたっぷり使おう。

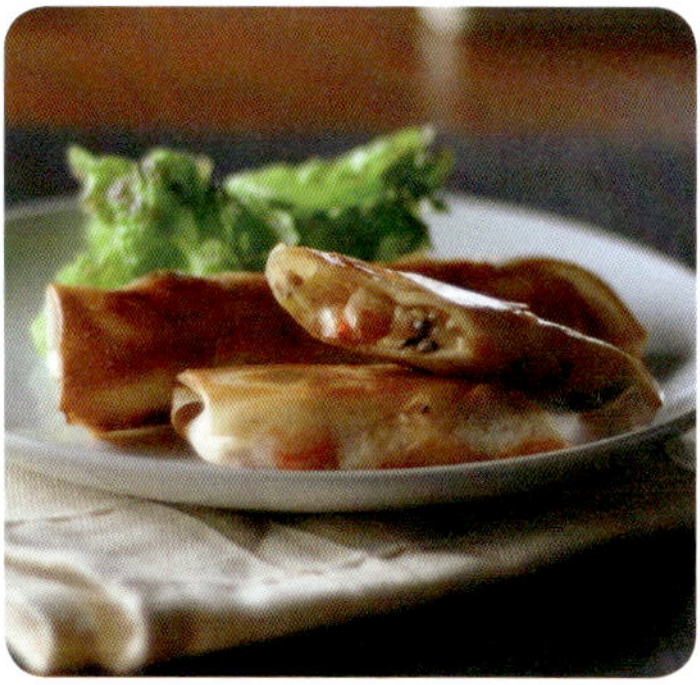

主菜 《授かり栄養》ビタミンE、亜鉛

具を炒めないでできるから時短

エビ春巻き

ポイント
エビはアンチエイジング食材。エビはビタミンEのほか、赤い色素成分のアスタキサンチンが豊富。アスタキサンチンはビタミンEよりも強い抗酸化力がある。

【材料】 春巻きの皮5枚分
春巻きの皮……5枚　　エビ……10尾
干しシイタケ……3枚　　長ネギ……1/2本
Ⓐ 塩……小さじ1/5　　醤油……小さじ2
　 片栗粉、シイタケの戻し汁……各大さじ1
ごま油……大さじ3

【作り方】
❶エビは殻をむき、片栗粉(小さじ1程度／分量外)を振りかけてもみ、水で洗って臭みをとったら1㎝幅に切る。
❷干しシイタケはひたひたの水で戻して細切り、長ネギはななめ薄切りにする。
❸①と②をボールに入れ、Ⓐを入れてよく混ぜ、具材がしんなりしたら春巻きの皮で巻く。巻き終わりの部分は、水をつけてとめる。
❹フライパンにごま油と③を入れ、火にかけて揚げ焼きにする。

主　菜　《授かり栄養》鉄、ビタミンE

高野豆腐料理の初心者にもおすすめ

高野豆腐のミルク煮

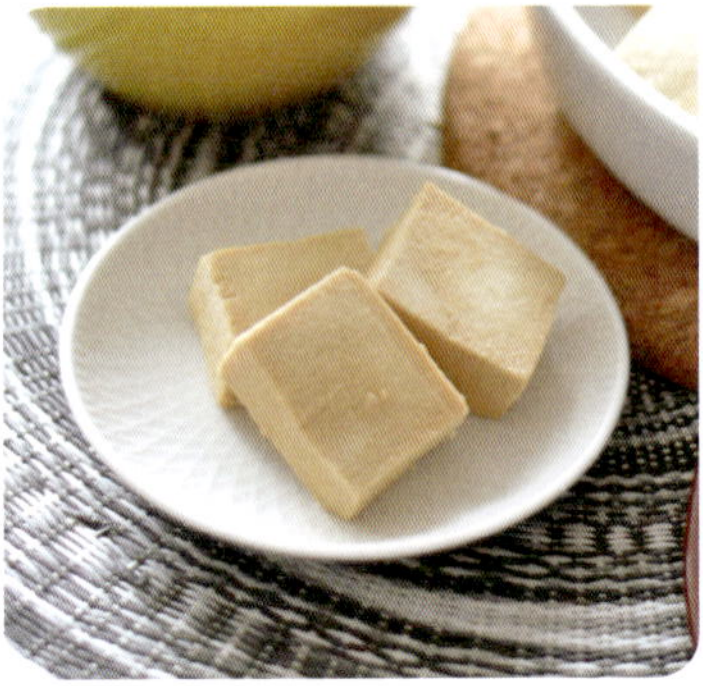

【材料】　２人分
高野豆腐……2枚　　牛乳……200ml
醤油、砂糖……各小さじ1.5

【作り方】
❶高野豆腐は牛乳で戻して水気をしぼり、１枚を４等分にする。
❷鍋に戻した牛乳、醤油、砂糖を入れて火にかけ、砂糖が溶けたら①を入れ、落しブタをして汁気が少なくなるまで煮る。
❸落しブタをしたまま数分置いておく（汁気を吸う）。

ポイント
高野豆腐は戻し汁も使うと栄養アップに。
高野豆腐は鉄やビタミンEのほか、食物繊維やカルシウム、亜鉛などを豊富に含むが、水戻しをすると成分が減ってしまうので、戻し汁も使って調理。

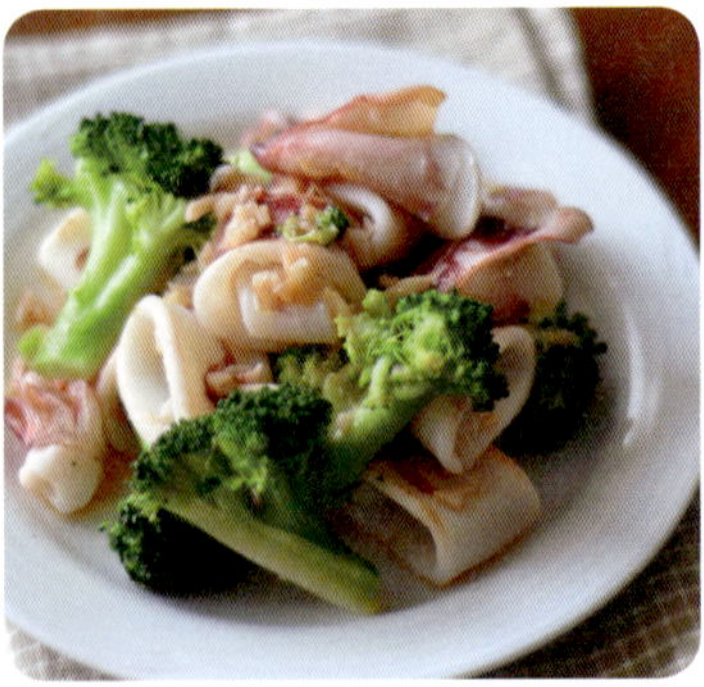

主　菜　《授かり栄養》鉄、ビタミンE

ヤリイカは、
かたくなりにくいので作りやすい

ヤリイカのレモンソテー

ポイント
ビタミンEは多いが鉄が少ないイカに、ブロッコリーを合わせて鉄をカバー。イカに多い肝機能を高めるタウリンは、水に溶けやすいので、ソテーでタウリンもしっかり摂取。

【材料】　２人分
ヤリイカ……正味100g
ブロッコリー……100g（約6株）
ニンニク……1かけ　　オリーブ油……大さじ2
レモン汁……小さじ1　　塩……小さじ1/3
こしょう……少々
※お店で、ヤリイカの内臓をとって2cm幅に切ってもらうまでやってもらうと楽に作れる。

【作り方】
❶ヤリイカは内臓をとり、２cm幅に切る。
❷ブロッコリーは一口大に切り、ゆでる。ニンニクはみじん切りにする。
❸フライパンにニンニクとオリーブ油（大さじ１）を入れて火にかけ、ニンニクの香りが立ったらブロッコリーとヤリイカを加えて炒める。
❹塩、こしょう、レモン汁を加えて混ぜ合わせる。仕上げにオリーブ油（大さじ１）を回しかける。

主　菜　《授かり栄養》鉄、ビタミンB_6

丼にしてもおいしい

カツオのユッケ

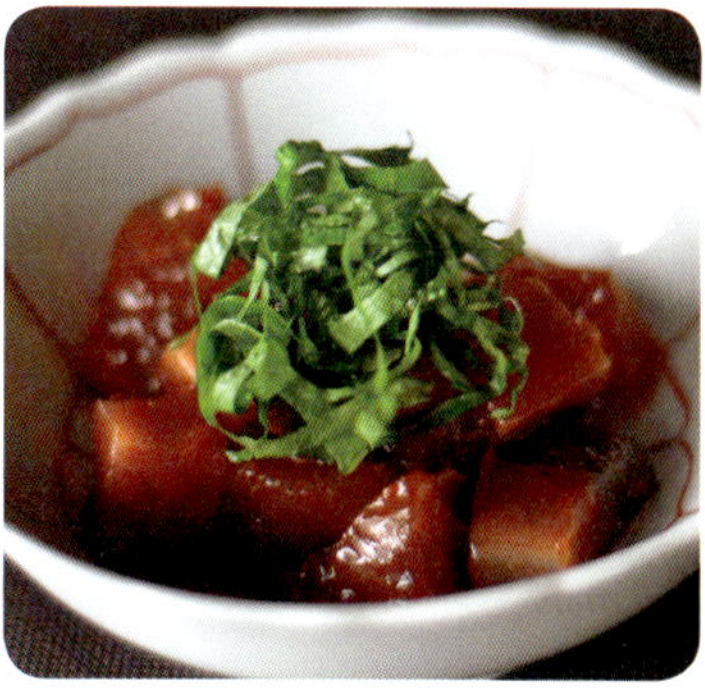

【材料】 2人分

カツオの刺身……160g

Ⓐ
- 醤油……大さじ1/2
- コチュジャン……小さじ1
- おろしニンニク……少々
- ごま油……大さじ1

シソ……適量

【作り方】

1. ボールにⒶを混ぜ合わせる。
2. カツオの刺身を1.5cm角ほどに切り、①と混ぜ合わせる。
3. 器に盛り、刻んだシソをのせる。

ポイント

カツオは魚の中でトップクラスの鉄を含む！ ビタミンB_6やB_{12}も多いので、葉酸の多いシソをトッピングするのがおすすめ。

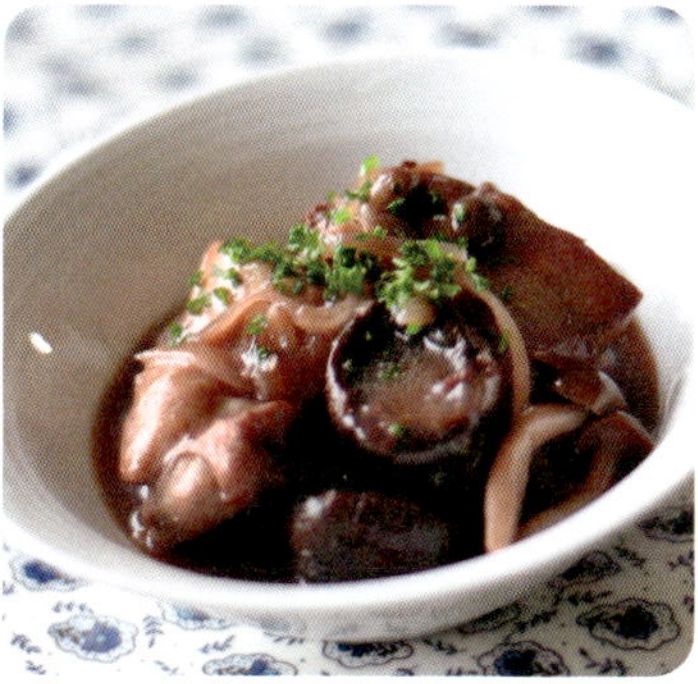

主　菜　《授かり栄養》鉄、ビタミンB_6

プルーンは料理にも使える

鶏肉とプルーンの赤ワイン煮

ポイント

プルーンは鉄が多いが、吸収率は低い。鶏肉のたんぱく質と赤ワインの有機酸を合わせて吸収アップを。

【材料】 2人分

鶏もも肉……250g　プルーン……6個

タマネギ……1/2個　シメジ……1パック

ニンニク……1かけ

Ⓐ
- 赤ワイン……150ml　水……50ml
- 醤油、ケチャップ……各小さじ1

塩、こしょう……各適量　薄力粉……小さじ1

オリーブ油……大さじ1

【作り方】

1. 鶏肉は食べやすい大きさに切って塩、こしょうを振り、薄力粉をまぶす。タマネギとニンニクは薄切りにする。シメジは小房に分ける。
2. オリーブ油を熱した鍋で鶏肉を炒め、一旦取り出す。そのままの鍋でタマネギ、シメジ、ニンニクを炒め（必要であれば油を足す）、プルーン、鶏肉、Ⓐを入れ、落しブタをして煮汁が半量程度になるくらいまで煮る。
3. 塩、こしょうで味を調える。

主 菜　《授かり栄養》鉄、葉酸

レバーは新鮮なものを使えばくさみなし

レバーの
ウスターソース煮

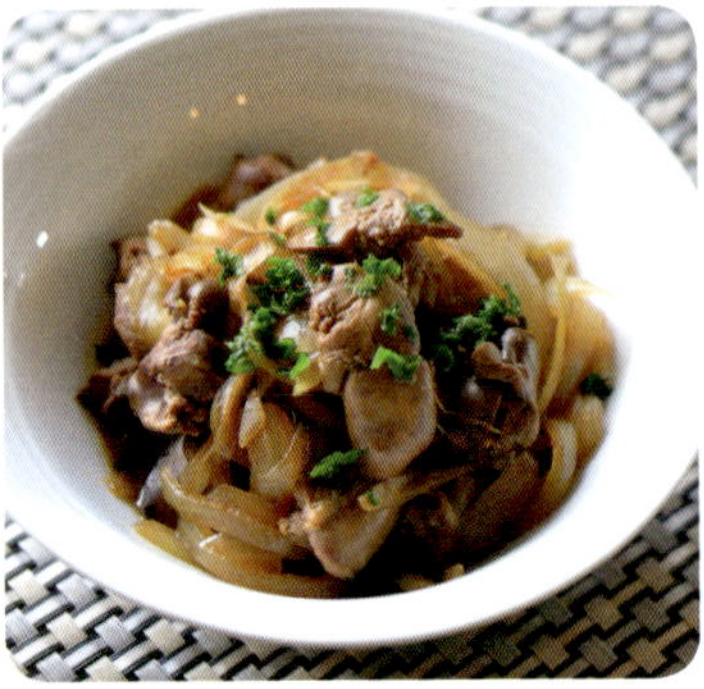

【材料】 2人分
レバー……120g　タマネギ……1/4個
ニンニク……1/2かけ
Ⓐ 水……大さじ2　ウスターソース……大さじ1
　 酒……大さじ1
塩……適量

【作り方】
❶下処理したレバーは一口大に切る。タマネギ、ニンニクは薄切りにする。
❷鍋に①とⒶを入れ、フタをして火をつける。
❸ときどき混ぜながら煮汁が少なくなるまで煮る。
❹塩で味を調える。

ポイント
レバーは非常に栄養価の高い食材。とくに鉄と葉酸は群を抜く。ただしビタミンA過剰を避けるため、作るのは月1回程度が安心でしょう（P.81参照）。

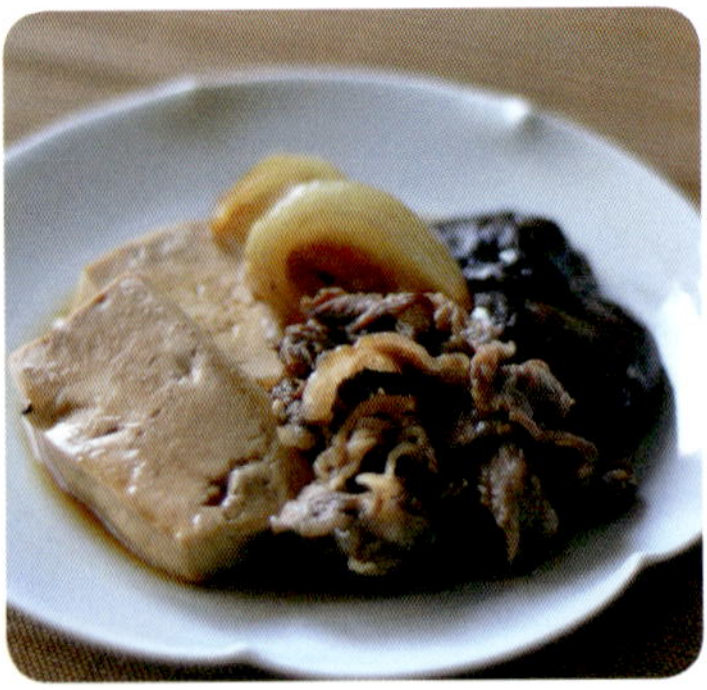

主 菜　《授かり栄養》鉄、カルシウム

定番煮物をフライパンで

肉豆腐

ポイント
鉄がとりやすい牛肉×豆腐のコンビ。豆腐は絹よりも木綿を使えば鉄が多くなる。また、木綿豆腐は絹豆腐よりもカルシウムを1.5倍多く含む。

【材料】 2人分
牛薄切り肉……120g　木綿豆腐……200g
タマネギ……1/2個　生シイタケ……4個
水……50ml
Ⓐ 醤油……大さじ2
　 みりん、砂糖……各大さじ1

【作り方】
❶豆腐は食べやすい大きさ、タマネギはくし切りにする。シイタケは石づきをとる。
❷フライパンに水とⒶを入れて火にかけ、砂糖が溶けたら牛肉と①を入れる。
❸落しブタをし、中火で7〜8分煮る。

副菜 《授かり栄養》ビタミンE、ビタミンC

アレンジがきく作り置きの定番

ラタトゥイユ

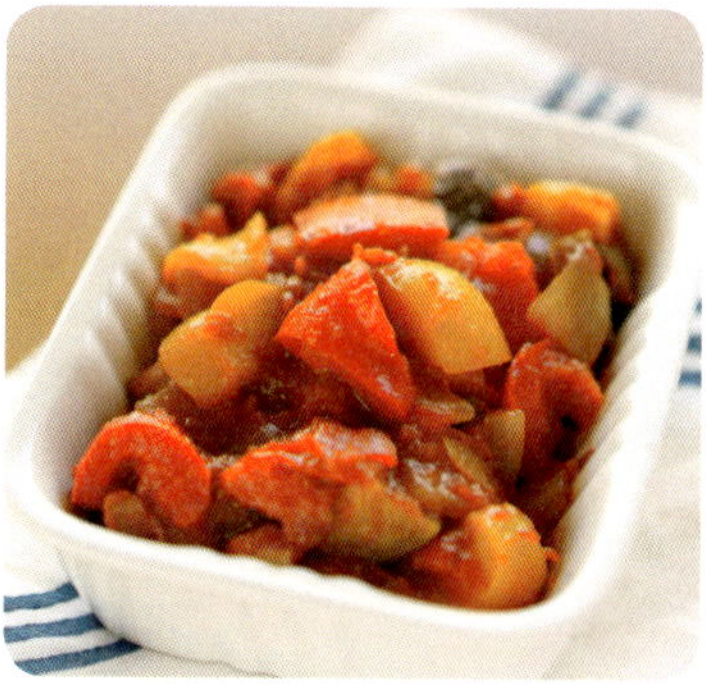

【材料】 作りやすい分量
赤パプリカ……1個　黄パプリカ……1個
ナス……2本　ピーマン……2個
タマネギ……1/2個
カットトマト缶……1缶
ニンニク……1かけ　オリーブ油……大さじ3
塩……小さじ1～味をみて調整
砂糖……小さじ1　あれば、ローリエ……2枚

【作り方】
❶パプリカ、ナス、ピーマン、タマネギは2cm角に切る。ニンニクは薄切りにする。
❷オリーブ油をひいた鍋に①を入れて火にかけ、軽く炒める。
❸カットトマト缶、あればローリエを入れ、フタをして野菜がやわらかくなるまで煮込む。
❹フタを開け、混ぜながら軽く水分を飛ばし、塩と砂糖で味を調える。

ポイント
ビタミンEトップクラスのパプリカをふんだんに使って。パプリカはレモンの3倍以上のビタミンCも含み、かつ、パプリカのビタミンCは熱に強いといううれしい特長も。

教えて！長有里子先生！

授かり体質を作るコツ

シジミの味噌汁は夫婦で一緒に！

　シジミの鉄やビタミンEの含有量は、貝類ではトップレベルを誇ります。また亜鉛やカルシウム、ビタミンB_2やB_6も豊富に含みますから、妊活に必要な要素がギュッと詰まった食材といえます。

　さらにシジミは、オルニチンという成分も有名です。二日酔いに効くイメージですが、オルニチンはアルコール分解だけでなくアンモニアなどの有害物質の解毒もスムーズにすることで、疲労回復に効果を発揮します。

　このような妊活に優れた食材は、ぜひ2人で味噌汁にして召し上がってください。シジミに含まれるトリプトファンと味噌のビタミンB_6やナイアシン、マグネシウムの組み合わせは“幸せホルモン”であるセロトニンや質の良い眠りに欠かせないメラトニンを分泌しやすくする働きもあります！

主　菜　《授かり栄養》鉄、ビタミンC

生地は厚揚げで

厚揚げのお好み焼き

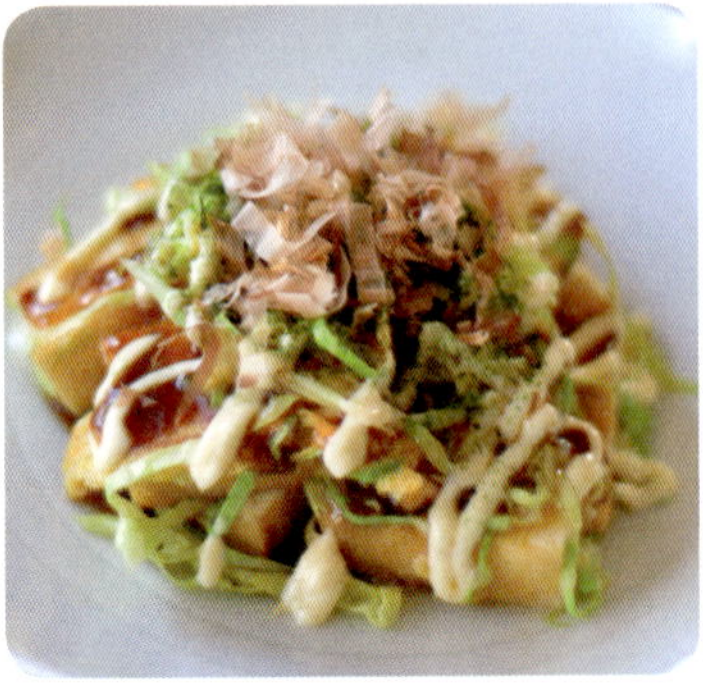

【材料】　２人分

厚揚げ……1枚　　醤油……小さじ2/3
キャベツ……1枚　　塩……少々
卵……1個　　ごま油……適量
Ⓐ マヨネーズ、かつおぶし、ソース、青のり……適量

【作り方】

1. 厚揚げは16等分に切る。キャベツは千切りにする。
2. ごま油を熱したフライパンで厚揚げを軽く炒め、醤油で下味をつける。キャベツを入れ、塩を加えて炒め合わせる。
3. 溶き卵を回し入れる。
4. 器に盛り、Ⓐをかける。

ポイント
厚揚げは豆腐と比べて３倍も多く鉄を含む。大豆製品は鉄が多いが、厚揚げは効率よく鉄が摂れる食材。キャベツのビタミンCと合わせれば、鉄の吸収アップにつながる。

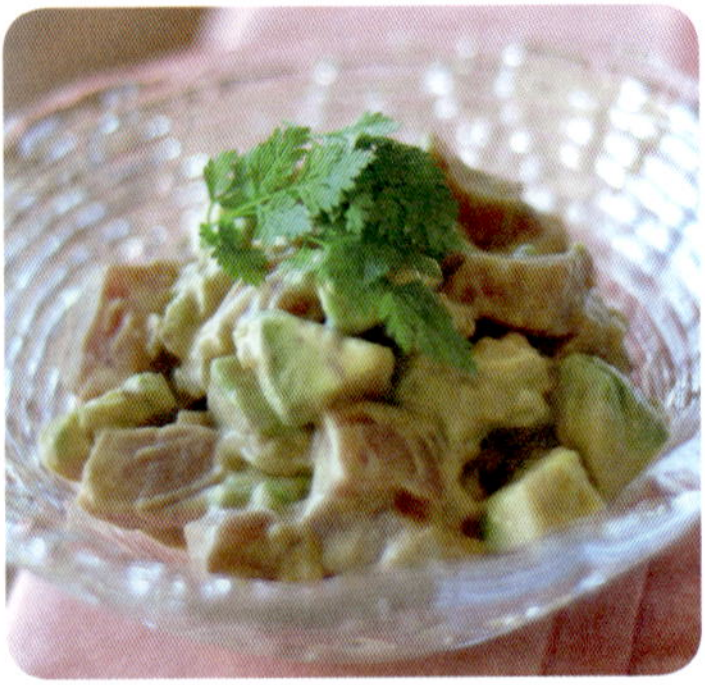

主　菜　《授かり栄養》鉄、ビタミンE

バゲットにのせれば
おもてなし料理にも

マグロのタルタル

ポイント
鉄が多い魚といえばマグロ。ビタミンEの多いアボカドと合わせるとトロのような食感に。たまねぎの辛み抜きは、水溶性の成分を流出させないよう、水にさらさず加熱で対応。

【材料】　２人分

まぐろ（刺身用）……160g　　アボカド……1/2個
タマネギのみじん切り……大さじ2
Ⓐ マヨネーズ……大さじ2
バルサミコ酢……大さじ1
塩、こしょう……各適量

【作り方】

1. まぐろとアボカドは１cm角に切る。
2. タマネギは耐熱容器に入れ、ラップをしないで600Wの電子レンジで約20秒加熱し、粗熱をとる。
3. ①と②をⒶで和える。

主菜 《授かり栄養》ビタミンE、ビタミンB_{12}

アンチョビの旨味で、
シンプルだけどおいしい

ホタルイカのマリネ

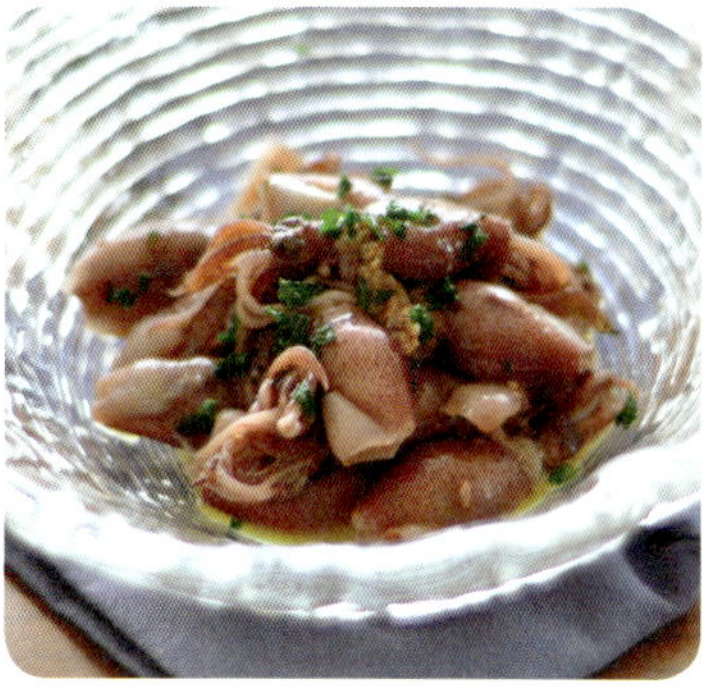

【材料】 2人分
ホタルイカ……80g
アンチョビ（ペースト）……約2cm（1g）
オリーブ油……大さじ1

【作り方】
1 ホタルイカは目と口、軟骨をとる。
2 ボールにアンチョビペーストとオリーブ油を入れて混ぜ、ホタルイカを入れて合わせる。

ポイント
ホタルイカは内臓まで丸ごと食べられるので、普通のイカよりもビタミンEが２倍。酢味噌和えが定番だが、オイルと合わせたほうがビタミンEが摂りやすくなる。

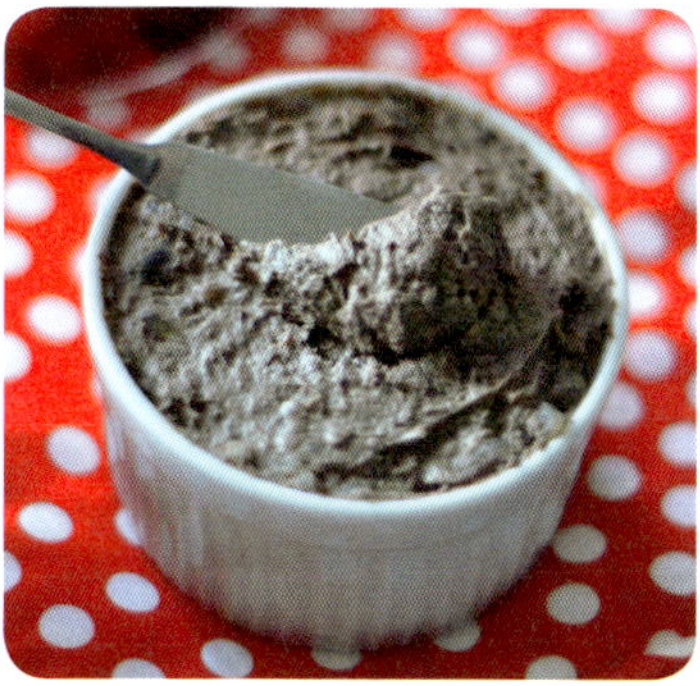

主菜 《授かり栄養》鉄、ビタミンB_2

焼き鳥を使うから下処理不要!
ナメコでなめらかに

レバーペースト

ポイント
レバーは女性に嬉しい栄養の宝庫！ 鉄はもちろん、葉酸やビタミンB群も多い。ただしビタミンA過剰を避けるため、作るのは月１回程度が安心でしょう（P.81参照）。

【材料】 作りやすい分量
レバーの焼き鳥……100g　タマネギ……1/4個
ナメコ……1/4袋（25g）　バター……10g
Ⓐ 塩……小さじ1/4　こしょう……少々
　 赤ワイン……大さじ2
お好みで、乾燥タイム……適量（5～10振り程度）

【作り方】
1 タマネギは２cm角のざく切りにする。
2 バターを熱したフライパンでタマネギを炒めたら、ナメコを入れて炒め、串から外したレバーとⒶも加えて軽く炒める。
3 ②をハンドミキサーまたはフードプロセッサーに入れ、お好みで乾燥ハーブを振り、なめらかになるまで攪拌する。

副　菜　《授かり栄養》ビタミンE、食物繊維

クルミとレーズンは味だけでなく
栄養面でも大切

サツマイモサラダ

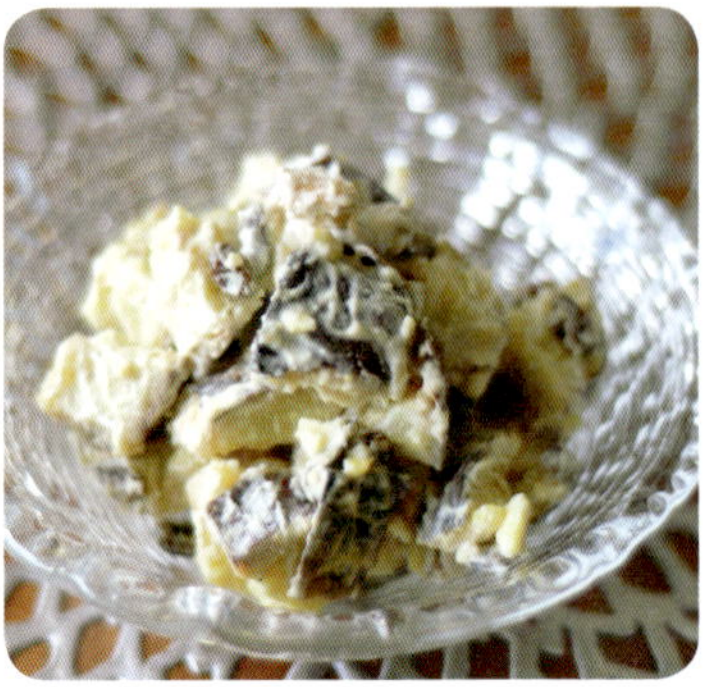

【材料】 作りやすい分量
サツマイモ……1本　　酢……大さじ1
Ⓐ 塩……小さじ1/4　　マヨネーズ……大さじ2
Ⓐ ヨーグルト……大さじ4
クルミ、レーズン……各大さじ2

【作り方】
1 サツマイモは皮付きのまま、丸ごとトースターで約30分焼く。
2 竹串を刺してすっと通ったら、皮付きのまま1cm角の角切りにする。
3 酢をかけて混ぜ合わせてから、Ⓐと細かく割ったクルミ、レーズンを入れて混ぜ合わせる。
※サツマイモの水分が少ないタイプなら、ヨーグルトを増やす。

ポイント
サツマイモの栄養は、食物繊維だけではなく、ビタミンEも豊富。吸収を高めるために、マヨネーズの油を合わせて。焼き芋を食べる場合にも、バターを合わせたほうが効果的。クルミとレーズンを入れることで、全体的な栄養が引き上げられる。

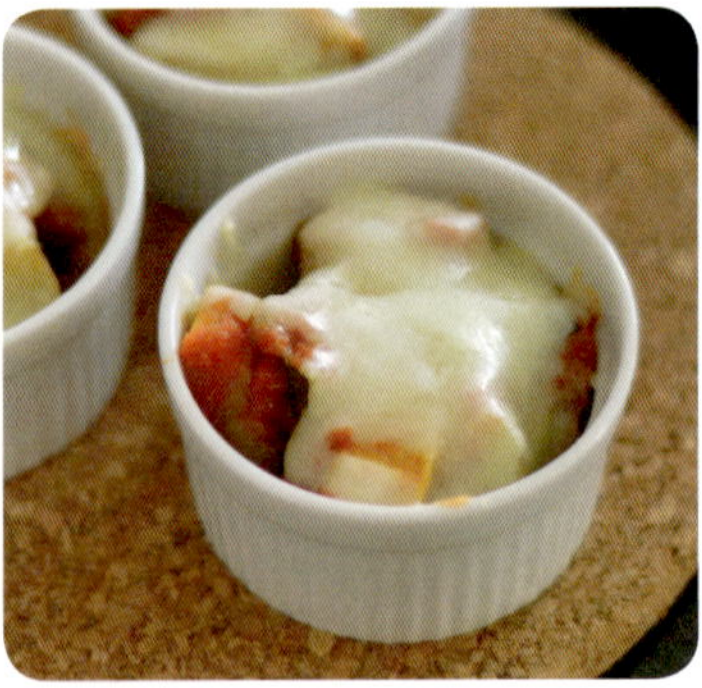

副　菜　《授かり栄養》カルシウム、亜鉛

ラタトゥイユをグラタン風にアレンジ

ラタトゥイユグラタン

ポイント
パプリカとたくさんの野菜を使ったラタトゥイユにチーズをプラスすると、カルシウムや亜鉛を摂りやすくなる。

【材料】 2人分
51ページのラタトゥイユ、ピザ用チーズ……各適量

【作り方】
1 ラタトゥイユにピザ用チーズをのせ、トースターで焼く。

副 菜 《授かり栄養》鉄、ビタミンE

シャキッ×カリッ食感のサラダ

水菜の中華サラダ

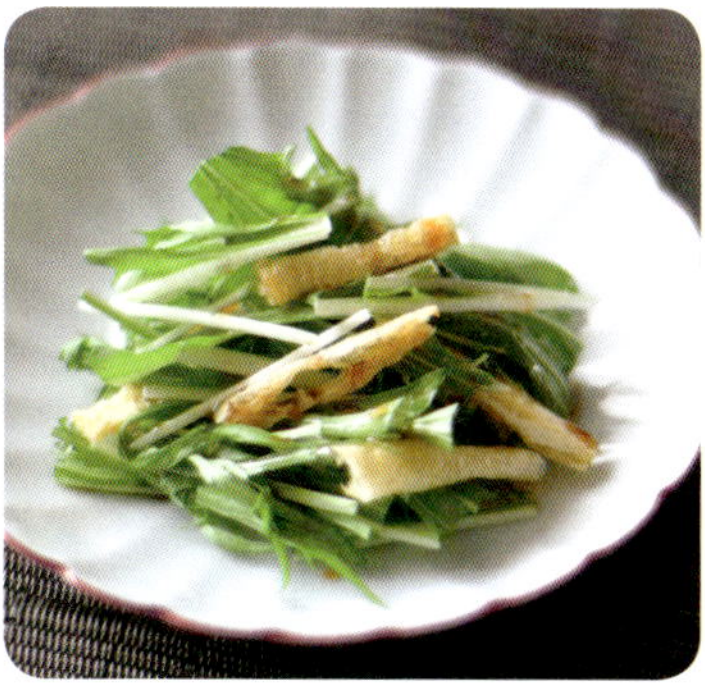

【材料】 2人分
水菜、油揚げ……各適量
ごま油、ポン酢……各同量

【作り方】
1 水菜はざく切りにする。油揚げは細切りし、トースター加熱かフライパンで乾煎りをしてカリっとさせる。
2 ①を器に盛り、ごま油とポン酢を同量で合わせたドレッシングをかける。

ポイント
水菜は意外にもかなりの実力派！ ヒョロヒョロと色が淡くて栄養がなさそうな水菜だが、実は多くの栄養を持つ。鉄も多く、同じく鉄の多い油揚げと組み合わせ、鉄サラダに。

ポイント
イカ×アサリの魚介コンビは妊活的に優秀。イカにはビタミンEが、アサリには鉄が多い。とくにアサリの鉄はホウレン草の2倍で、吸収率も高い。

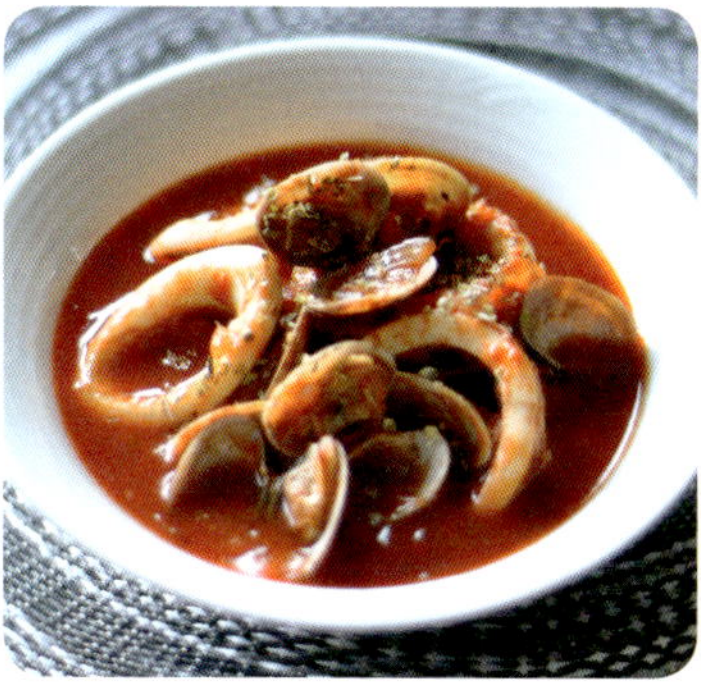

汁 物 《授かり栄養》鉄、ビタミンE

具材はイカとアサリだけで作りやすい

ブイヤベース

【材料】 作りやすい分量
スルメイカ……1杯（ワタも使用）　アサリ……200g
タマネギ……1/2個　ニンニク……1かけ
トマトジュース……500ml　水……100ml
塩、こしょう……適量
Ⓐ ローリエ……1枚　オレガノ(乾燥) ……小さじ2
オリーブ油……適量
※お店で「イカは内臓をとって1cm幅に。足とワタもください。墨はいりません」と言って処理してもらうと楽に作れる。

【作り方】
1 スルメイカは内臓をとり、胴体は1cm幅の輪切り、足は食べやすい大きさに切る。イカのワタは皮からこそげ出し、ペースト状になるよう混ぜる。アサリは砂抜きする。タマネギ、ニンニクはみじん切りにする。
2 オリーブ油を熱した鍋でタマネギとニンニクを炒め、トマトジュース、水、アサリ、イカのわた、Ⓐを入れ、アサリの口が開くまで加熱する。
3 イカを入れてさっと火を通し（かたくなりやすいので注意）、塩、こしょうで味を調える。

男性力アップレシピ

精子の活性や質の向上に
欠かせない亜鉛や抗酸化成分が摂れるレシピです。
男性にも満足度が高いボリュームおかずを中心にラインナップ!

主　菜　《授かり栄養》亜鉛、ビタミンE

味付けは醤油だけ

牛肉のクイック炒め

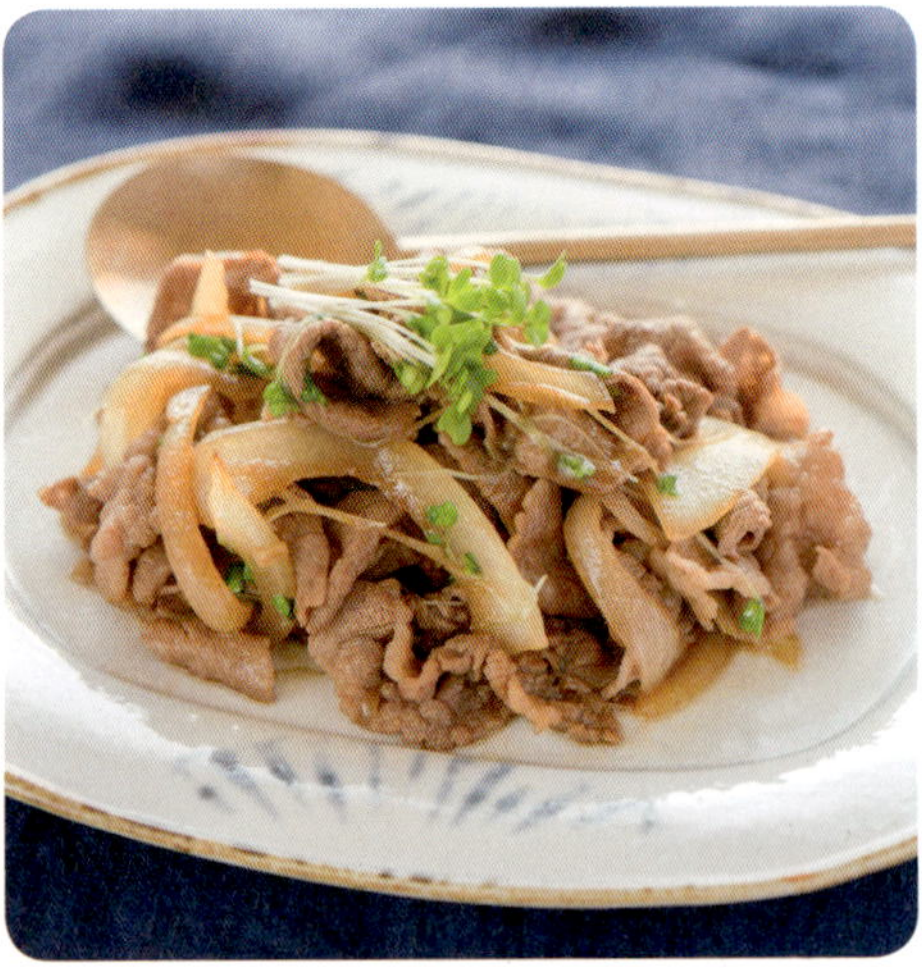

ポイント

ブロッコリーよりもビタミンACEの多いスプラウトを合わせて。ブロッコリースプラウトには抗酸化や抗炎症作用のあるスルフォラファンという成分も豊富。

【材料】 2人分
牛薄切り肉……180g
タマネギ……1/2個
ブロッコリースプラウト……1/2パック
ニンニク……1かけ
酒、醤油……各大さじ1
ごま油……適量

【作り方】
1. タマネギとニンニクは薄切りにする。
2. フライパンにごま油と①を入れて火にかける。
3. タマネギがしんなりしたら牛肉を炒め合わせ、酒と醤油を加えて混ぜ、仕上げにブロッコリースプラウトを混ぜる。

主 菜 《授かり栄養》亜鉛、ベータカロテン

ポン酢とシソでさっぱりと

豚ポン炒め

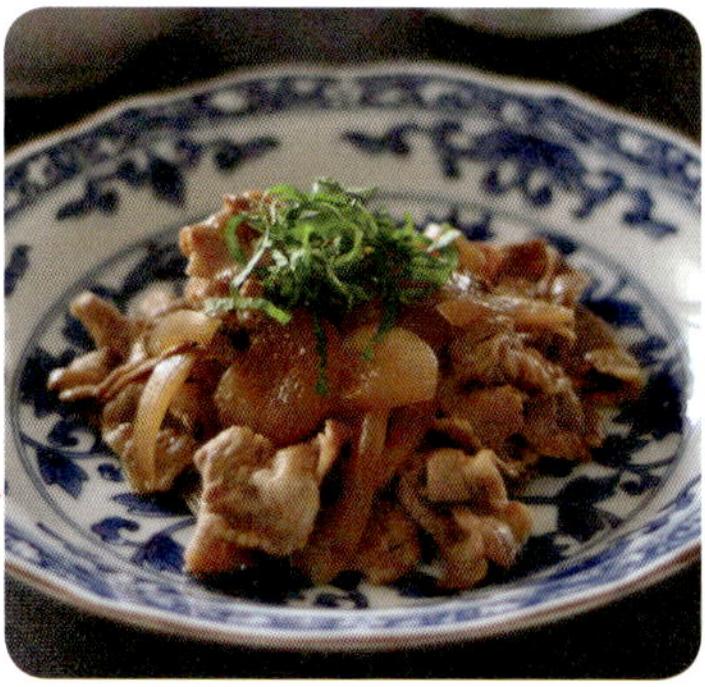

【材料】 2人分

豚薄切り肉……180g
タマネギ……1/2個　シソ……適量
ポン酢……大さじ2　塩……少々
ごま油……適量

【作り方】

1. タマネギを薄切りにする。シソは千切りにする。
2. ごま油を熱したフライパンでタマネギを炒めたら、豚肉を加えて炒め合わせる。
3. ポン酢を入れて混ぜ、汁気がほとんどなくなったら、塩を振って味を調える。
4. 器に盛り、シソをのせる。

ポイント

豚肉も牛肉と同様、亜鉛が多い。またビタミンB_1も多く、タマネギのアリシンと一緒になると疲労回復に役立つので、疲れた時のメニューとしてもおすすめ。シソは、栄養の含有量の多さでは群を抜く存在。たっぷりとトッピングして。

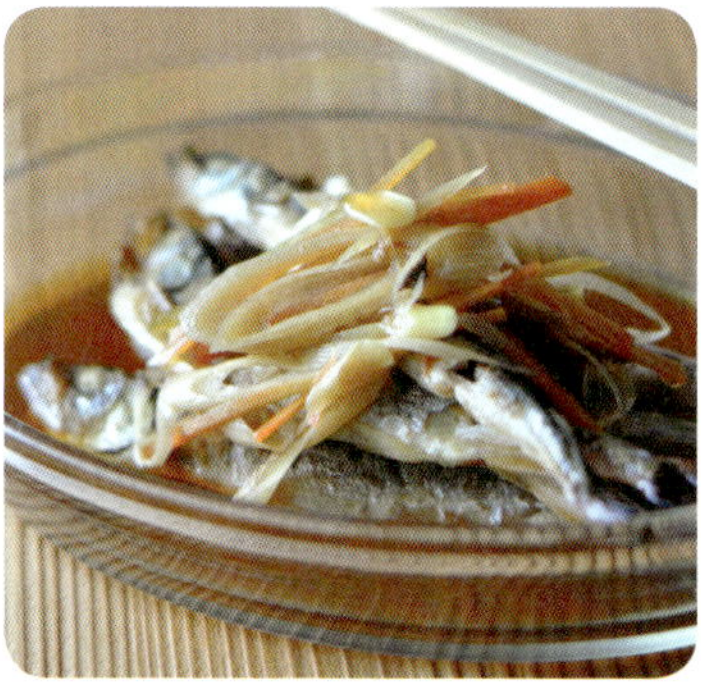

主 菜 《授かり栄養》亜鉛、ビタミンE

揚げないでつくるからお手軽

シシャモの南蛮漬け

ポイント

栄養価の高いシシャモは、亜鉛とビタミンEも豊富。ベータカロテンが多いニンジンと合わせて抗酸化力アップ。南蛮漬けにすると亜鉛の吸収がよくなる。

【材料】 2人分

シシャモ……8～10尾　長ネギ……1/2本
ニンジン……3cm
《南蛮酢》
酢、水……各50ml　みりん、醤油……各大さじ2
砂糖……大さじ1

【作り方】

1. 長ネギはななめ薄切り、ニンジンは細切りにする。
2. アルミホイルの上に油（分量外）を適量たらし、ペーパーで油を薄く広げ、その上にシシャモをのせる（くっつき防止）。1000Wのトースターで8～10分焼く。
3. 鍋に南蛮酢の材料を入れてひと煮立ちさせ、バットに入れ、①の野菜を漬ける。
4. 焼けたシシャモを漬け、粗熱がとれたら3時間ほど冷蔵庫で冷やす。

【材料】 2人分
ごはん……適量　牛薄切り肉……120g
塩、こしょう……少々　タマネギ……1/2個
ニンニク……1かけ　バター……10g
薄力粉……大さじ1　トマトジュース……250ml
赤ワイン……1/4カップ
Ⓐ ケチャップ……大さじ1
ウスターソース……大さじ2
醤油……大さじ1

【作り方】
①タマネギとニンニクは薄切りにする。
②バターを入れた鍋に①を入れ、タマネギがしんなりするまで炒める。
③塩、こしょうを振った牛肉を加え、すぐに薄力粉を全体に振りかけ、軽く炒める。
④トマトジュースと赤ワインを入れて沸騰させ、とろみがついたらⒶを入れる。味をみて、塩で調整する（鍋底に粉がついているならトマトジュースを少しずつ入れ、こそげとるように混ぜる）。
⑤ごはんと一緒に器に盛る。

主食　《授かり栄養》亜鉛、リコピン

デミグラス缶を使わないでできる
ハヤシライス

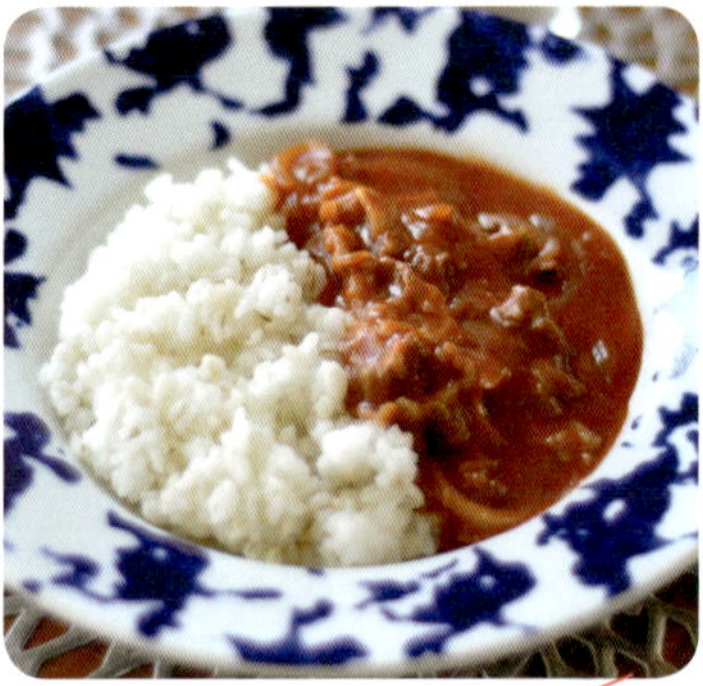

ポイント
牛肉は鉄だけでなく亜鉛も豊富。またトマトに含まれるリコピンは高い抗酸化力があり、その作用はビタミンEの100倍以上にもなる。

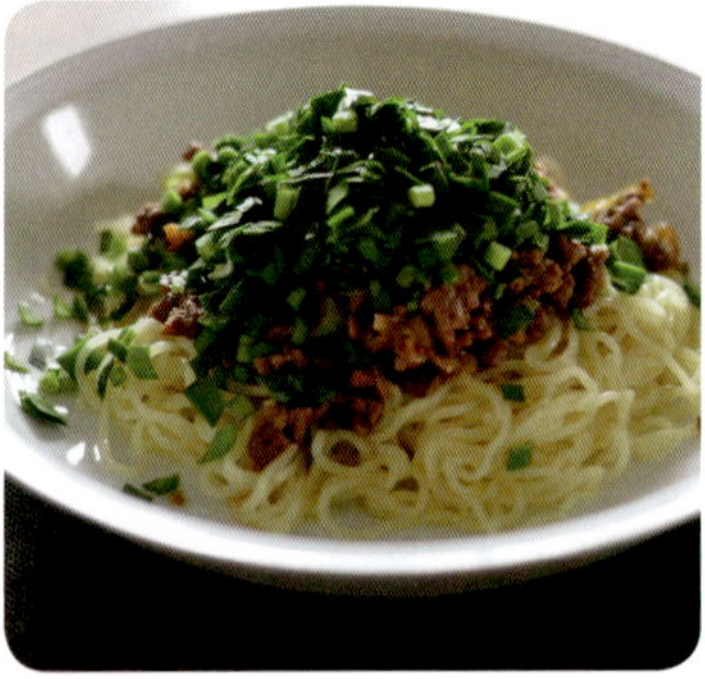

主食　《授かり栄養》ベータカロテン、酢酸

ニラは生でどっさりと
ニラ和えそば

ポイント
ニラのベータカロテンは野菜の中でトップクラス。また刺激的な臭い成分には、滋養強壮効果もある。酢をかけて血糖値対策も。

【材料】 2人分
中華めん……2玉　合いびき肉……160g
長ネギ……1/2本　ニラ……1/2袋
生姜……1かけ
Ⓐ 醤油……大さじ2　酒……大さじ1
砂糖……大さじ1/2
ごま油……大さじ1　酢……適量

【作り方】
①長ネギは小口切り（端から輪切り）、ニラは細かく刻み、生姜は細切りにする。
②ごま油少々（分量外）を熱したフライパンで長ネギと生姜を炒め、香りが出たらひき肉を炒め合わせ、Ⓐを混ぜ合わせる。
③中華めんをゆでて流水で冷やし、器に盛って②をかけ、ニラをのせる。
④②のフライパンをペーパーでふき、ごま油を中火にかけ、30秒ほど加熱し、ニラにかける（火傷注意）。
⑤酢をかけ、よく混ぜていただく。

主 菜 《授かり栄養》亜鉛、ビタミンE

作りやすくて野菜も摂りやすい

牛肉のサラダ菜巻き

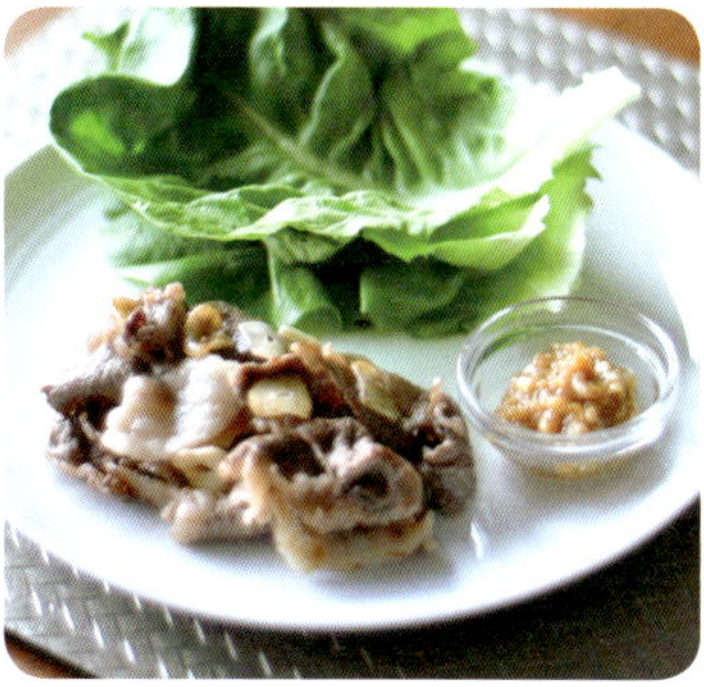

【材料】 2人分

牛薄切り肉……160g　　塩、こしょう……少々

サラダ菜……適量　　ごま油……適量

Ⓐ
- 味噌……大さじ2
- 長ネギのみじん切り……大さじ2
- 砂糖……小さじ1.5

【作り方】

1. 牛肉に塩、こしょうを振り、ごま油を熱したフライパンで焼く。
2. 器に①を盛り、サラダ菜とⒶを合わせたものを添える。サラダ菜に肉をのせ、Ⓐをつけていただく。

ポイント

肉を葉で巻く食べ方は、栄養的にも◎。サラダ菜はレタス類。リーフレタスやサンチュなどレタス類にはいろいろな種類があるが、その中で一番ビタミンEが多い。ベータカロテンも多く、肉の脂と合わせると吸収がよくなる。

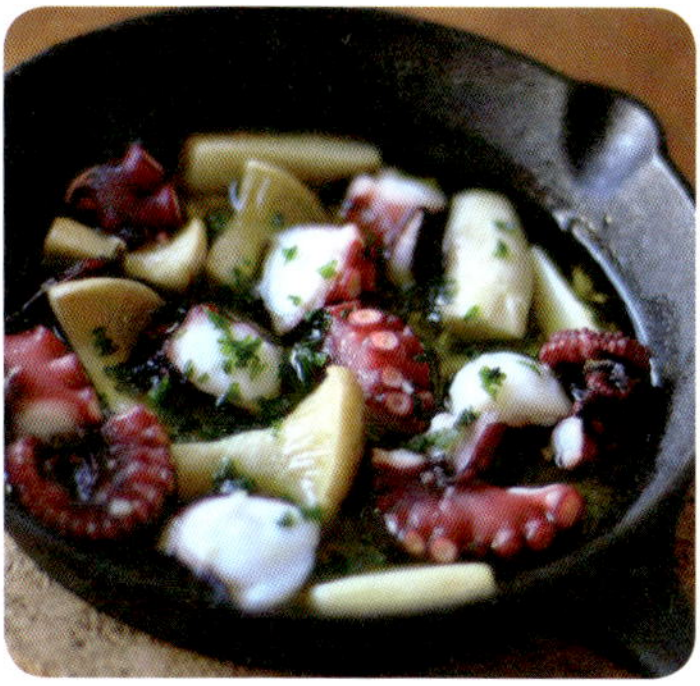

主 菜 《授かり栄養》亜鉛、ビタミンD

バルの人気メニューは、
家でも簡単にできる

タコのアヒージョ

ポイント

タコは亜鉛とビタミンEの両方が豊富なお得食材。アヒージョにはマッシュルームが定番だが、ビタミンDを4倍含むエリンギと組み合わせて栄養アップ。

【材料】 2人分

タコ……120g　　エリンギ……1本

ニンニク……2かけ　　オリーブ油……大さじ8

塩……少々

【作り方】

1. タコとエリンギは食べやすい大きさに切る。ニンニクはみじん切りにする。
2. 小さめのフライパンにオリーブ油とニンニク、エリンギを入れて火にかけ、香りが立ってきたらタコを入れて軽く火を通す（タコはかたくなりやすいので、加熱しすぎに注意）。
3. 塩を振る。

主　食　《授かり栄養》亜鉛、ビタミンB_{12}

バジルがなければ、
ホウレン草や小松菜を混ぜて

カキのパスタ

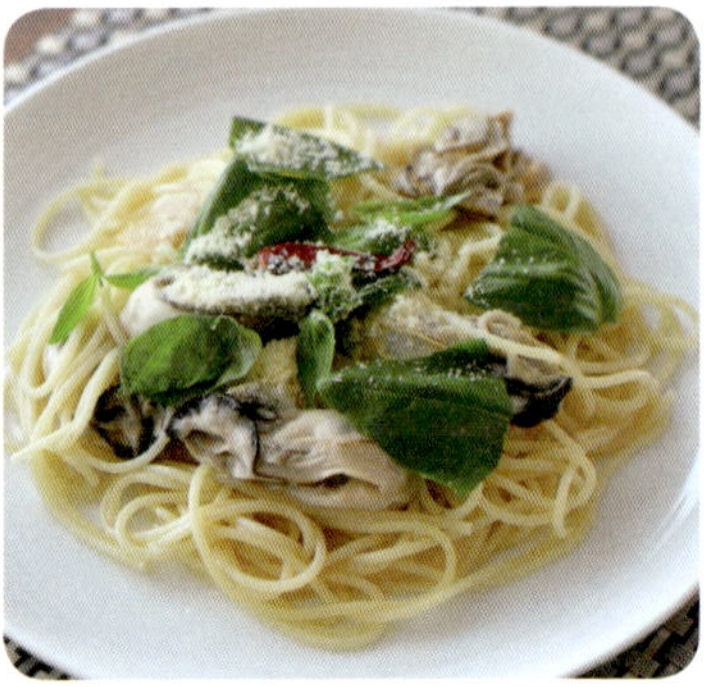

【材料】 2人分
スパゲッティ……160g　カキ……12個
ニンニク……2かけ　あれば、赤唐辛子……1本
酒……大さじ2　塩、こしょう……適量
オリーブ油……大さじ4　粉チーズ……大さじ2
バジル……適量

【作り方】
❶スパゲッティは1％の塩（分量外）を入れた湯でゆでる。カキは片栗粉（小さじ2程度／分量外）を振りかけてもみ、水で洗って汚れをとり、よく水気をふきとる。ニンニクは薄切りにする。
❷フライパンにオリーブ油とにんにく、あれば赤唐辛子を入れ、火にかける。
❸ニンニクの香りが立ったらカキを入れる。
❹カキがぷっくり膨らんだら、酒、ゆで汁（大さじ2）を入れて混ぜ合わせ、ゆでたスパゲッティをからめる。
❺塩、こしょうで味を調え、器に盛って粉チーズ、バジルをかける。

ポイント
カキの亜鉛量はすべての食材の中でNO.1! このパスタで、男女とも1日分以上の亜鉛が摂れる。

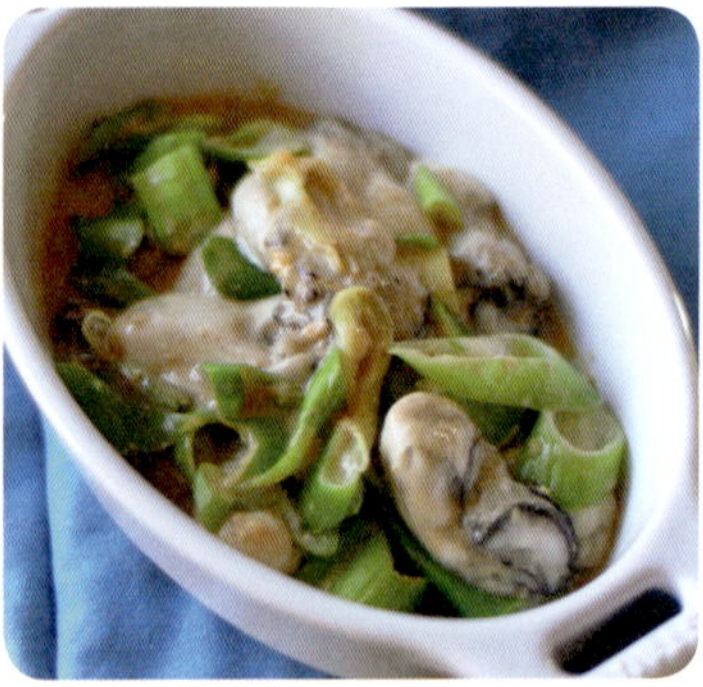

主　菜　《授かり栄養》亜鉛、ビタミンB_{12}

トースター調理だから簡単

カキの味噌マヨホイル焼き

ポイント
スーパー亜鉛食材のカキは、ビタミンB_{12}も豊富。ビタミンB_{12}により、長ネギの葉酸の吸収が助けられる。この一皿で男性なら1日の8割、女性なら1日分の亜鉛が摂れる。

【材料】 2人分
カキ……8個　長ネギ……1/2本
Ⓐ 味噌、マヨネーズ……各大さじ1
　 はちみつ……大さじ1/2　片栗粉……小さじ1

【作り方】
❶カキは片栗粉（小さじ2程度／分量外）を振りかけてもみ、水で洗って汚れをとる。長ネギはななめ薄切りにする。
❷アルミホイルに①を入れ、Ⓐを合わせたものをかけ、軽く混ぜ合わせる。
❸アルミホイルを包み、1000Wのトースターで約15分加熱する。

主　菜　《授かり栄養》亜鉛、ビタミンE

牛肉でアレンジしてもOK

豚とトマトのカレー炒め

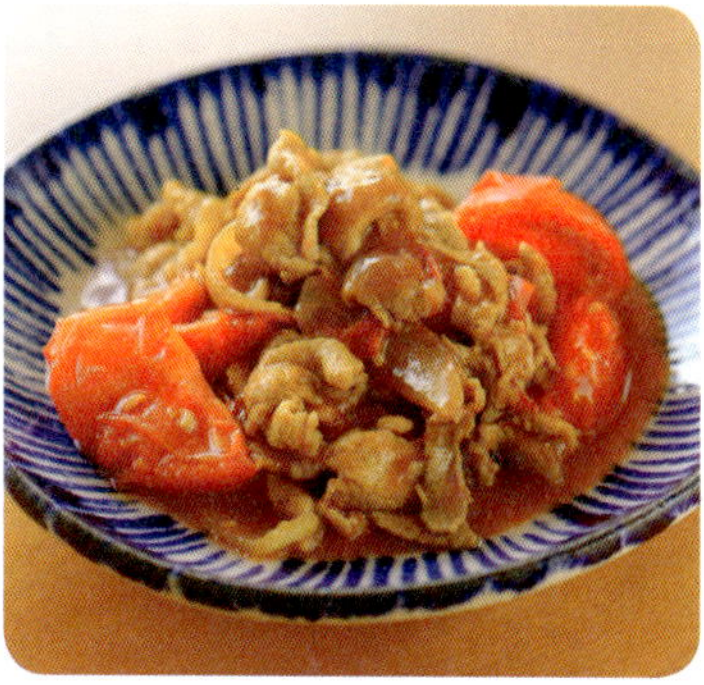

【材料】 2人分

豚薄切り肉……180g　　トマト……2個

Ⓐ 片栗粉……大さじ1/2　　カレー粉……小さじ1

タマネギ……1/4個

Ⓑ 醤油……大さじ1.5
　 砂糖、カレー粉……各小さじ1
　 酒……大さじ1

塩、こしょう……適量

オリーブ油……大さじ1

【作り方】

1. トマトは1個を8等分のくし切り、タマネギもくし切りにする。
2. 豚肉をⒶと一緒にポリ袋に入れ、空気を入れて振り、粉をまぶす。
3. オリーブ油を熱したフライパンでタマネギを炒めたら豚肉を炒め、トマトを加えて軽く炒め合わせたらⒷを加えて混ぜ、塩、こしょうで味を調える。

ポイント

カレー粉は妊活おすすめ成分を多種類含むスパイス。抗酸化成分ではベータカロテンやビタミンEが豊富。炒め物のほか、チャーハンやピラフなど、こまめに使いたい。

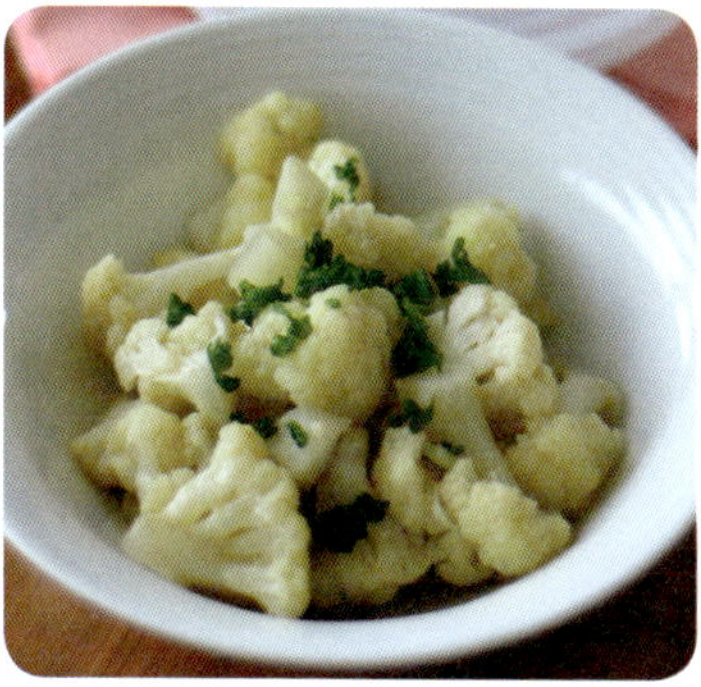

副　菜　《授かり栄養》亜鉛、ビタミンC

アンチョビ×バターで、
おいしくないわけがない

カリフラワーのアンチョビ煮

ポイント

栄養がないように思われがちなカリフラワーだが、実は優秀。亜鉛やビタミンCが多く、とくにビタミンCはみかんの2倍以上も。自身の豊富なビタミンCのおかげで、亜鉛も有効活用されやすい。

【材料】 2人分

カリフラワー……1/2株（150g）

Ⓐ アンチョビペースト……約10cm（3g）
　 バター……小さじ1　　オリーブ油……小さじ2
　 水……大さじ2

塩……適量

【作り方】

1. カリフラワーは小房に分ける（小さめのほうが味が絡みやすい）。
2. 鍋に①とⒶを入れる。アンチョビを水で軽く溶かし、全体的に混ぜ合わせ、フタをして火にかける。
3. 沸いたら中火に落とし、数分加熱し、塩で味を調える。

副菜　《授かり栄養》ビタミンE、ベータカロテン

揚げずに焼いて!

夏野菜の麺つゆ浸し

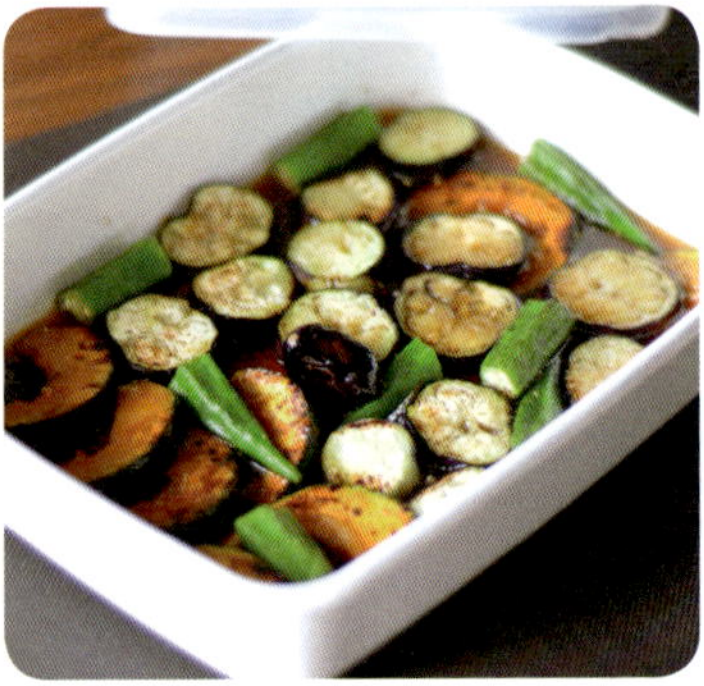

【材料】 作りやすい分量
ナス……2本　オクラ……5本
カボチャ……80g　ごま油……適量
めんつゆ（3倍濃縮）、水……各70ml
おろし生姜……1/2かけ分

【作り方】
①ナスは厚さ1㎝の輪切り、オクラは2等分、カボチャは食べやすい大きさの薄切りにする。
②ごま油を熱したフライパンで①を炒め、めんつゆと水、おろし生姜を合わせたものに漬け、粗熱がとれたら3時間ほど冷蔵庫で冷やす。

ポイント

夏野菜は抗酸化力が高い。緑黄色野菜のオクラとカボチャには抗酸化ビタミンが豊富で、ナスの紫色の成分であるナスニンには強い抗酸化力あり。またアクの成分はポリフェノールの一種なので、水にさらすあく抜きはしないで。

教えて!
長有里子先生!

授かり体質を作るコツ

妊活的焼き鳥の食べ方とは

外食や友人とのつきあいなどで焼き鳥屋さんに行く場合は、ぜひ注目してもらいたい栄養素があります。それは『亜鉛』！　とくに妊活中の男性は意識してください。亜鉛は男性ホルモンの合成や精子の形成に必須のミネラルです。別名をセックス・ミネラルとも呼ばれるほど精力増強に効果があります。また、美肌や育毛効果、免疫力アップなどの効果が期待でき、まさに授かりの栄養成分といえます。

焼き鳥の種類を選ぶときは、亜鉛を多く含むハツや砂肝、レバーを。特にハツは抗酸化作用のあるビタミンEが豊富に含まれていますので、ぜひ！！　鶏もも肉を使った焼き鳥は、むね肉よりも2倍以上の亜鉛を含みます。亜鉛を摂るなら、ささみやむね肉よりも、脂を含んだもも肉や手羽先をチョイスするようにしてください。

副 菜 《授かり栄養》ビタミンE、リコピン

「カボチャ料理は甘くて嫌」という
男性でも、トマトの酸味で食べやすいはず

カボチャのトマト煮

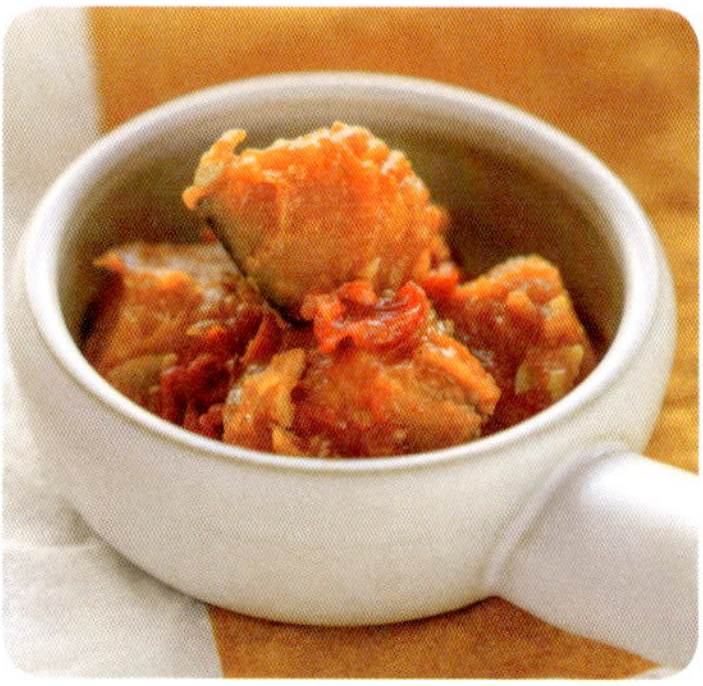

【材料】 作りやすい分量
カボチャ……300～350g　トマト……1個
ニンニク……1かけ　水……100ml
塩……適量　オリーブ油……適量

【作り方】
1 カボチャは一口大、トマトは８等分のくし切り、ニンニクは薄切りにする。
2 鍋にオリーブ油とニンニクを入れて火にかけ、香りが立ったらカボチャを入れて軽く油をなじませる。
3 トマトと水、塩を入れてフタをし、途中混ぜながら煮る。
4 カボチャがやわらかくなり、煮汁が少ない状態になったら味をみて、必要であれば塩で味を調える。

ポイント
強力な抗酸化コンビで老化防止！ビタミンEがトップクラスのカボチャとベータカロテン以上の抗酸化力をもつリコピンが豊富なトマトの組み合わせ。どちらも脂溶性なので、オリーブ油と合わせて。

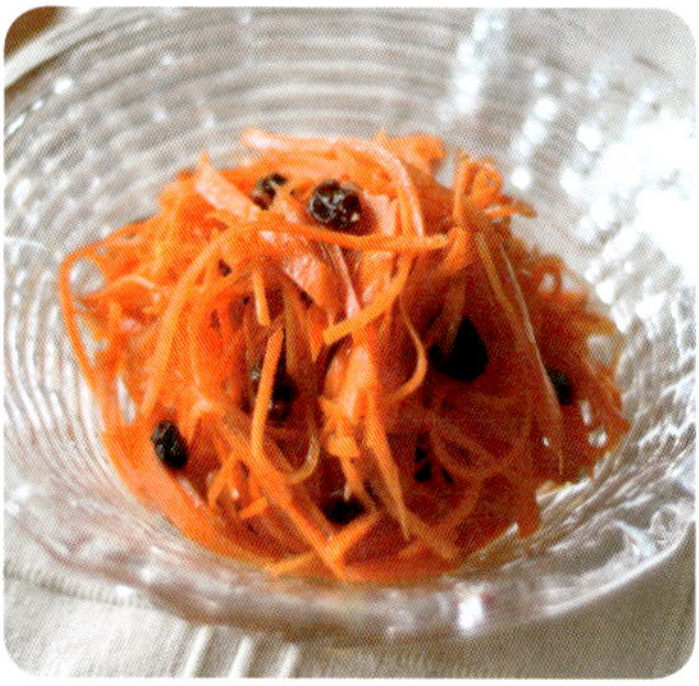

副 菜 《授かり栄養》ベータカロテン、鉄

レーズンを入れて、
自然な甘みと栄養もプラス

キャロットラペ

ポイント
ニンジンの皮はむかない、が鉄則。ニンジンは屈指のベータカロテン含有量を誇るが、皮の下にベータカロテンが最も多いので、皮はむかずに使って。レーズンを加えることで、味の面だけでなく、鉄も補給しやすくなる。

【材料】 作りやすい分量
ニンジン……1本
塩……小さじ1/4
Ⓐ レモン汁、バルサミコ酢、オリーブ油……各大さじ1
Ⓐ レーズン……大さじ2
Ⓐ はちみつ……小さじ1/2

【作り方】
1 ニンジンは千切りにする。
2 ボールに①と塩を入れて軽く混ぜたら、Ⓐをすべて入れて合わせる。

汁物　《授かり栄養》亜鉛、食物繊維

豆は手軽に大豆の水煮で

チリビーンズスープ

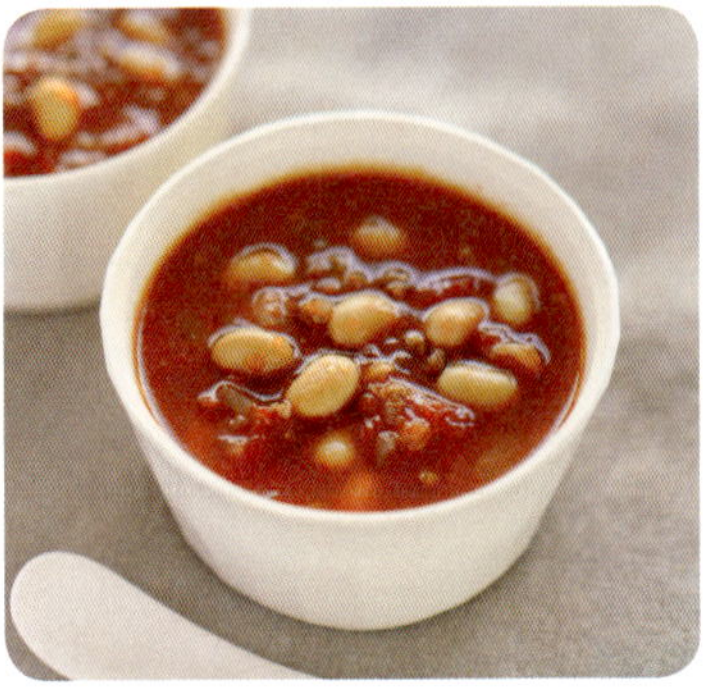

【材料】 作りやすい分量
大豆（水煮）……120g　合いびき肉……100g
タマネギ……1/2個　カットトマト缶……1缶
ニンニク……1かけ　水……300ml
ローリエ……1枚
チリパウダー……小さじ1からお好みで
塩、こしょう……適量　オリーブ油……適量

【作り方】
❶タマネギはみじん切り、ニンニクは薄切りにする。
❷オリーブ油を熱した鍋で①を炒め、タマネギがしんなりしたらひき肉を炒め合わせる。
❸大豆、トマト缶、水、ローリエを入れて煮る。
❹チリパウダー、塩、こしょうで味を調える。

ポイント
大豆は、亜鉛や鉄、食物繊維やカルシウムなどが多い栄養バランス食品。抗酸化力に優れる大豆サポニンも含む。また、トマト缶は生のトマトよりもビタミンEや食物繊維を多く含む。

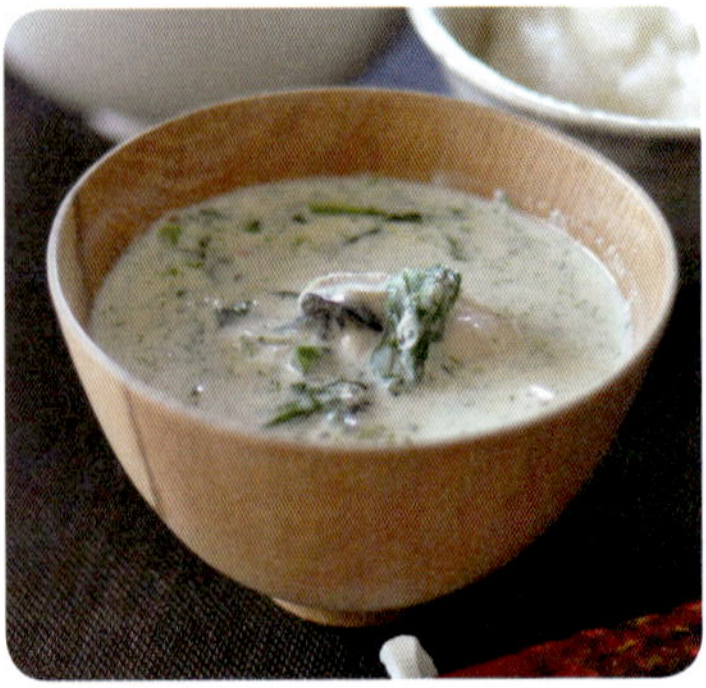

汁物　《授かり栄養》亜鉛、ベータカロテン

ほっこりおいしい和のスープ

カキの豆乳スープ

ポイント
お酒好きな男性は、カキを積極的に。カキに多く含まれる亜鉛やタウリンは、アルコールの解毒や肝機能アップの働きがあるので、飲酒したときのシメや翌朝のスープにもおすすめ。

【材料】 2人分
カキ……6個　春菊……2株
豆乳（無調整）……300ml　生姜……1かけ
酒……大さじ1
Ⓐ 青のり……大さじ1
　 醤油……小さじ1
塩……適量

【作り方】
❶カキは片栗粉（小さじ2程度／分量外）を振りかけてもみ、水で洗って汚れをとる。春菊はゆでて3cm幅、生姜は細切りにする。
❷鍋に豆乳、①、酒を入れ、火にかける。煮立ったら火を止めてⒶを入れ、味をみて塩で調える（豆乳は加熱しすぎると分離するので注意）。

PART

4

〝授かりへの道〟生活習慣Q&A

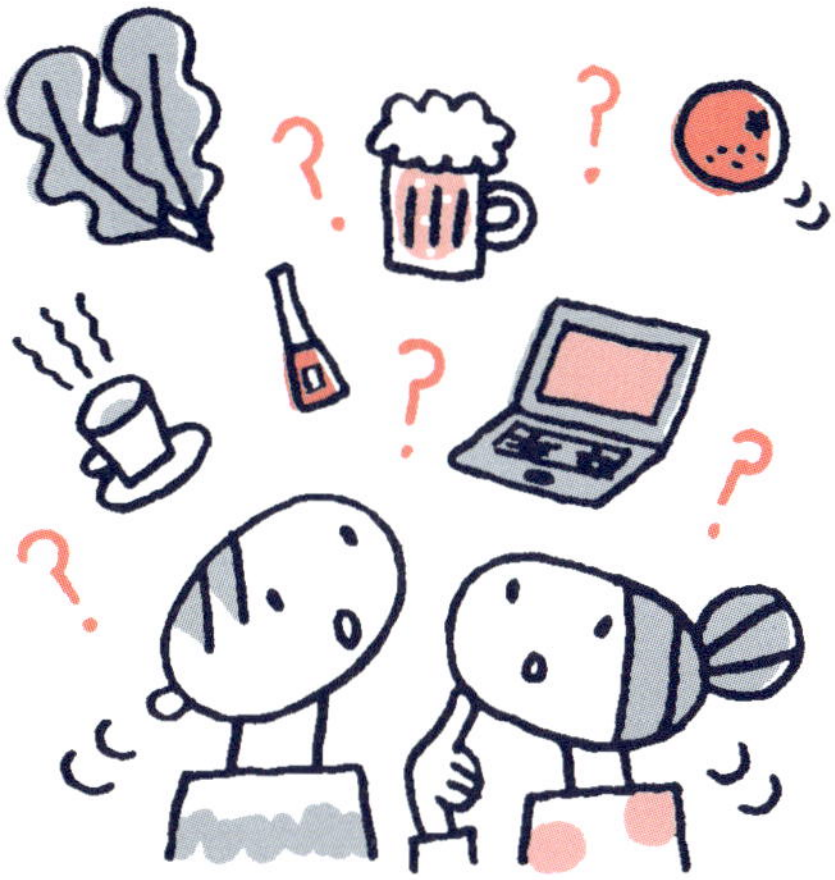

生活編

日常生活の中には、これをやると妊活力がアップするという、お勧めしたい行為がいくつもあります。
しかしその反対に、できる限り避けたいNG行為も少なくありません。
日々の生活で感じた疑問をQ&Aで解決し、妊活力を高めましょう!

Q スマホの電磁波は妊活に悪いのですか？

Answer

卵子や精子に少なからず悪影響があります。ズボンのポケットにスマホを入れるのは避けましょう。

スマホやパソコン、テレビや電子レンジなどの電子機器は、いずれも現代人の生活に欠かせないものばかりです。しかし、これらの機器から発生する電磁波は、生殖機能に悪影響を及ぼす恐れがあります。

次の研究は、あくまでも動物を対象にしたものですが、2012年に韓国で行われたもので、電磁波の影響下にあった卵子は月経周期不順や卵胞成長低下、精子では形態異常増加や妊娠率低下が見られました。

電磁波が人間に及ぼす影響についてはまだ不明な点も多いのですが、いくつかの研究では「精液の状態を悪化させる恐れがある」と報告しています。

たとえば、ズボンのポケットにスマホを入れない、ノートパソコンを膝の上に乗せて使わないなど、小さな工夫を積み重ねていきましょう。

Q 1年の中で妊娠しやすい月（季節）はありますか？

Answer

結論からいいますと、時期や季節にこだわる必要はありません。

10〜11月の排卵で妊娠することが、多少優位であるといったデータはあります。

厚生労働省大臣官房統計情報部、人口動態・保健社会統計課「人口動態統計」で過去50年間、日本の月別出生数の統計を調べてみますと、出産が多い月は7月、8月、1月。出産の少ない月は2月、11月という結果でした。7〜8月の分娩は、10〜11月の排卵で成立した妊娠にあたります。統計を見る限りでは、10〜11月が1年の中で妊娠しやすいといえそうです。

理由として考えられることは、

①「排卵は栄養に依存することが多いため、食料が豊富な時期に受胎が起こりやすい」

②「気温の高い時期には造精機能に障害が生じる」

③「日照時間と生殖機能が関連している」

という説があります。

人間の出生率と季節の関連性については、このようにいくつかの説や調査報告がありますが、その因果関係は、医学的に完全解明できるものではありません。

時間生物学（生物の体内時計を研究する分野）では、人間の場合、7〜8月に生まれた女性は、生理周期が一定している傾向があるそうです。さらに10〜11月に排卵→妊娠した場合、流産率が低いとの報告も。

人間には発情期がありません（随時発情期ともいえます）。ですが、比較的近い種である猿の多くは、秋から冬、10〜12月が発情期です。動物はその時の食料の事情や出産時の環境などを鑑みて発情期が存在するのかもしれませんね。

そして、人は猿から進化したのですから、猿の発情時期と人間の妊娠しやすい時期が近くなるのは生物学的にそう不思議なことではないのかもしれません。

ただし、前出の統計では、一番お産の多い月と一番少ない月を比較しても、1日あたり約2％の差でしかありません。それほど大きな差ではないため、あまり気にする必要はないでしょう。

Q 妊活中、睡眠導入剤を飲んでも大丈夫でしょうか？

Answer

はい！ 医師の処方があれば、服用は問題ないはずです。

緊張や体調不良などから、不眠症になってしまうケースがあります。そんなときは、睡眠導入剤を使うのも健康を阻害しないための選択肢のひとつです。

睡眠導入剤や精神安定剤は、妊娠に対してマイナスにはならないと考えられています。多くのクリニックでも、不妊治療中、不安感や抑うつ感が強い人を対象に睡眠導入剤を処方することがあるはずです。

睡眠の質と妊娠は深く関連しています。睡眠不足が妊娠に悪影響を及ぼすことは、さまざまな研究によっても報告されています。

２００９～２０１２年に中国で行われた調査では、13週未満の流産で入院したグループと、同時期に妊娠の経過が良好だったグループの生活習慣を比較したところ、夜間のシフト制勤務や夜型スタイル（週に３回以上、午前1時以降の就寝）の場合に、流産リスクが増加することが報告されました。

人間にとって睡眠は、自律神経やホルモンのバランスを整え、免疫系の修復を行う大切な行為です。

夜型の生活スタイルは、流産リスクが増加するだけでなく、様々な身体トラブルが起こる可能性が高まる睡眠障害を引き起こしやすくなります。できるだけ避けるようにしてください。

睡眠の質や状態が妊娠に影響を及ぼすのは、女性に限ったことではありません。アメリカとカナダの夫婦を対象に、２０１３～２０１７年に行われた研究によって、男性の場合も睡眠の重要性が示唆されています。平均睡眠時間が8時間の人の妊娠率を1・0とした場合、睡眠時間6時間未満の人の妊娠率は0・62まで下がっていたというのです。

男性の場合、睡眠障害になると精子数の減少やテストステロンの低下が認められるとの報告があります。できるだけ、8時間前後の睡眠をとるように心がけるとよいでしょう。睡眠障害になってしまった場合は医師に相談し、睡眠導入剤の使用を検討すべきです。

Q 歯周病と妊娠率には関係があるのですか？

Answer

歯周病は妊娠率を低下させます。妊活と共に、歯科検診も受けるとよいでしょう。

歯周病は、歯の周りの組織が炎症を起こす疾患です。歯周病をただの「口の中の問題」と甘く見てはいけません。不妊治療と口内環境は無関係に思えるかもしれませんが、実は大いに関係しています。

歯周病菌は歯肉の毛細血管から、血流に乗って全身に広がります。そして心臓や脳、腎臓や呼吸器の疾患を招くほか、不妊症のリスクも高めてしまうのです。

オーストラリアで行われた、歯周病と妊娠に関する調査によると、歯周病の女性はそうでない女性と比較して、妊娠しにくいということがわかりました。

また、男性を対象とした別の研究では、歯周病の治療によって精液の質が向上したという報告もあります。

妊活のために、デンタルフロスを使ったプラークコントロールと、定期的な歯科検診をお勧めします。

Q 子宮がんの検診を妊活中に受けても大丈夫でしょうか？

Answer

はい！ 受けても大丈夫です！

子宮がんの検診は、不妊治療中や妊活中に行っても問題はありません。ただ、子宮がん検診は、頸部と体部ではその検査部位が異なります。

子宮頸がん検診は、子宮の外側（子宮の入り口部分）で行う検査です。そのため妊娠中も含めて、いつでも検査が可能です。一般的に、子宮頸がん検診では細胞採取用のブラシやヘラなどで子宮頸部から細胞を取ります。短時間で済み、ほとんど痛みはありません。

子宮体がん検診は、子宮の内側（子宮の奥部分）の検査のため妊娠中は検査ができません。子宮体がん検診は、細い器具で子宮内膜の細胞を採取するからです。

着床期に子宮体がん検診を行うのは不安、という人もいると思いますが、検査については医師の指示を受けるようにしてください。

Q 不妊治療にエストロゲンを使用すると乳がんのリスクは増加しますか？

Answer 乳がんのリスクは増加しないと考えられています。

乳がんには、女性ホルモンの一種であるエストロゲンの影響で進行するもの（女性ホルモン感受性のがん）と、エストロゲンとは無関係に進行するものがあります。かつては女性ホルモン剤を使うと、その影響で女性ホルモン感受性の乳がん発症率が高まるのではないかと考えられてきましたが、現在のエビデンスから導かれる結論は、ノーです。

女性ホルモン剤を使った不妊治療を行っても、乳がんのリスクは増加しません。

スウェーデンでの国家統計を元に、排卵誘発剤（女性ホルモン剤）を使用したグループと、排卵誘発剤を使用せず、体外受精を行ったグループの乳がん罹患率を比較した調査が行われました。

その結果、排卵誘発剤を使用しても、女性の乳がんリスクは増加しないことがわかりました。この調査では、不妊治療を行った女性は不妊治療を行っていない女性に比べて、乳がん罹患率が0・83倍に減少していました。不妊治療はむしろ、乳がんリスクの低下に繋がるともいえるのです。

また、アメリカでＡＳＲＭ（米国生殖医学会）が２０１６年に発表したガイドラインでは、不妊治療薬によって多くのがん（乳がんに限らず、子宮がんや甲状腺がん、大腸がんなどについても）のリスクが高まることはないことが示されています。

これらの発表を始めとする現在のエビデンスから鑑みるに、「乳がんの発生と女性ホルモン剤による不妊治療は無関係」だと結論付けられます。

ただし、閉経後のホルモン補充療法に関しては、乳がんのリスクを高める恐れがあります。閉経後5年未満に合成黄体ホルモンの投与を開始し、5年以上続けた場合は、乳がんの発症リスクが増加する可能性があるというのです。

不妊治療薬への誤解や不安をなくし、必要なときに必要な薬を使うことが大切です。

Q 妊活中、花粉症の薬を飲んでも大丈夫でしょうか？

Answer 症状が激しい場合、妊活中でも投薬は問題ないでしょう。

花粉症で鼻炎や結膜炎の症状がひどく、薬がないと日常生活もままならない……という方は少なくありません。妊活中の女性にも花粉症の方は多いのではないでしょうか。そんなとき、薬を使って症状を抑えてよいのか迷うかもしれませんが、苦しい場合は無理せず薬を使ったほうがよいといえます。

妊娠中の場合でも、メリットがデメリットを上回る場合は症状に合わせた薬が処方されます。

厚生労働省が認可した薬の添付文書には、「妊婦又は妊娠している可能性のある婦人には、治療上の有益性が危険性を上回ると判断される場合にのみ投与すること」と記載されています。

これはつまり「薬が必要であれば、使ってもよい」ということです。妊娠中に使用できない薬には「禁忌」と書かれています。危険な薬を避け、安全性の確かな薬を使用するのであれば、何ら問題はないのです。

たとえば眠気などの副作用が現れにくく、現在広く使われているヒスタミン剤（ロラタジン）は、カナダトロント大学で、発表された論文によりますと妊娠初期の使用者2147名において、催奇形性の増加が認められませんでした。比較的安全性が高い薬、というわけです。

また、しばしば誤解されますが、妊活中にステロイド剤を使用することは問題ありません。

点鼻薬や点眼薬として使われる外用のステロイド剤は、妊婦への安全性が高く、アレルギー性の症状を抑えるために最初に選ばれる治療薬です。

さらに内服のステロイド（糖質コルチコイド）も、デメリットよりもメリットのほうが高い薬です。

ただし、内服の鼻づまり薬（充血緩和剤）に関しては、動物は催奇形性が認められているものの、人間に関するデータは不十分で結論が出ていません。他の薬が効かず、内服の鼻づまり薬を使用する場合は、ごく短期間の使用に留めたほうがよいでしょう。

食事編

食事は身体作りの基本。よい食品を選びたいものです。
これは本当に食べてもよいのか、それとも悪いのか。
巷には妊活に役立つと謳われる
サプリメントが数多く販売されていますが、
一体何を選べば効果的なのか……。
そんな栄養素に関する質問にお答えします。

Q 妊活中はヨウ素を摂らないほうがよいですか？

Answer

いいえ！　ヨウ素が欠乏すると、妊娠率が下がってしまいます！

海藻類に多く含まれているヨウ素は、甲状腺ホルモンの材料となる物質です。このホルモンは新陳代謝の促進や体温調節に役立っています。

しかし「妊娠中の女性がヨウ素を摂り過ぎて、胎児の甲状腺に悪影響が出た」というような話を聞き、心配になってしまう方がいるようです。これはあくまでも、摂り過ぎてしまった場合に起こり得るケースです。

アメリカで２０１８年に発表された研究では、ヨウ素が欠乏すると、通常の場合と比較して妊娠率が約半分に低下したという報告があります。

ワカメやコンブだしなどを使う日本人の食生活では、あまりヨウ素が欠乏するケースはありません。「たくさん摂るか、まったく摂らないか」というような、極端な摂り方はしないように注意しましょう。

Q 妊活中は、お酒やコーヒーなどは絶対に飲んじゃ駄目でしょうか？

Answer 適量であれば、大丈夫！ ほぼ問題ありません。

お酒やコーヒーのような嗜好品の多くには、アルコールやカフェインが含まれています。だから妊活中は絶対飲んではいけないのかというと、実はそうでもありません。

具体的には、妊活中は1日20gまでのアルコール（妊娠中のアルコールは厳禁です！）、妊活中も妊娠中も1日100〜200mgまでのカフェインであれば許容範囲です。これはアメリカ生殖医学会（ASRM）の指針によるものです。

アルコールやカフェインの摂取量と影響については、いくつかの研究論文があります。スウェーデン、ストックホルムで7393名の女性を対象に行われた調査では、1日に40gアルコールを摂取する人は、20g以下の人と比べて妊娠率が0・64倍に減少していました。

また、カフェインについては前述のASRMにより、1日に500mg以上の多量摂取をすると、不妊の確率が1・45倍になると発表されています。

ただし、お酒やカフェインに弱いという人は、普段から口にしないよう気をつけたほうがよいでしょう。

カフェイン、アルコールの限度量（目安）

【アルコールの限度量：1日20g】
ビール（度数5%）……500mL
缶酎ハイ（度数5%）……500mL
ワイン（度数12%）……208mL（1/4本）
日本酒（度数14%）……178mL（1合）
焼酎（度数20%）……125mL
ウイスキー（度数40%）……62.5mL（ダブル1杯）
ただし、妊娠中はアルコールは厳禁です。

【カフェインの限度量：1日200mg】
玉露 150mL……180mg
コーヒー（ドリップ）150mL……100mg
コーヒー（インスタント）150mL……65mg
ココア 150mL……50mg
抹茶 150mL……48mg
コーラ 350ml……34mg
紅茶、緑茶、ほうじ茶、ウーロン茶、番茶 150mL……30mg

Q 甘い炭酸飲料は飲んでもよいでしょうか？

Answer

砂糖の入った炭酸飲料は、避けるようにしてください！

コーラやソーダなど甘い炭酸飲料は、妊娠への影響を考えると、飲まないほうがよいでしょう。

アメリカ、イスラエルで、体外受精を行っている女性３４０名を対象に、砂糖を含む清涼飲料水（ソーダ）やそれ以外の飲み物の摂取状況が採卵成績や妊娠成績にどのような影響を与えるか、調査が行われました。その結果、ソーダを飲んだ層は採卵数や成熟卵数、受精卵数などがいずれも減少していました。

さらに出産率は、ソーダを飲まなかった場合は28％だったのに対し、１日１杯飲んだ場合16％、それ以上飲む場合は12％と減少していたのです。

一方、コーヒーやダイエットソーダ（砂糖を含まないもの）の摂取量と、体外受精の妊娠成績を比較したところ、その因果関係は認められませんでした。

Q ファストフードは食べても大丈夫でしょうか？

Answer

いいえ！　できるだけ避けるようにしてください。

ハンバーガーなどのファストフードには、手軽さなど、ついつい手を伸ばしてしまいがちな危険な魅力がありますが、妊活中は避けるべき食品です。

２００４〜２０１１年にオーストラリア、ニュージーランド、アイルランド、イギリスの４カ国で、妊娠中期の女性を対象に妊娠前の食生活と妊娠しやすさ（ＴＴＰ）についての調査が行われました。

すると、１週間に４回以上ファストフードを食べるグループと比べて、まったくファストフードを食べないグループはＴＴＰが０・76倍に低下しました。これはつまり、ファストフードを食べない人は妊娠に要する期間が短くて済む（妊娠しやすい）ということです。この調査では、ファストフードの代わりに食べるべき食品としてフルーツを推奨しています。

Q 妊活中に脂質は摂らないほうがいいでしょうか？

Answer

いいえ！　青魚などに含まれる豊富なオメガ3脂肪酸は、抗炎症作用があり、妊活にプラスの効果をもたらします。

脂質と聞いてすぐさま、「肥満の原因だから摂らないようにしないと」と考えるのは、実は誤りです。

脂質は人体を構成する細胞の細胞膜や体内で働くホルモンの原料となる物質です。体内の脂質が不足すれば、妊娠に悪影響を及ぼします。

脂肪の中でとくに、妊活に効果があると判明しているものは青魚に豊富に含まれるオメガ3脂肪酸です。

2006～2016年アメリカで、オメガ3脂肪酸の摂取と妊娠成績の関係性の調査が行われました。

その結果、オメガ3脂肪酸の摂取に伴い、妊娠率と出産率が増加することがわかりました。たとえば、オメガ3脂肪酸の摂取量が1％増加すると、臨床妊娠率と出産率は8％増加するという結果でした。

オメガ3脂肪酸を摂取することにより、卵子の質や着床しやすさ、月経周期やホルモン量が改善されるのではないかと考えられています。

毎日の食生活に、抗炎症作用のあるオメガ3脂肪酸を取り入れましょう。

オメガ3脂肪酸の種類と特徴

○主に青魚に含まれるドコサヘキサエン酸（DHA）、エイコサペンタエン酸（EPA）や、エゴマやアブラナなどに豊富なα-リノレン酸（ALA）などの種類がある。

○抗炎症作用が期待できる。

○オメガ3系脂肪酸は体内で合成されない必須脂肪酸の一種。そのため、食事から摂取する必要がある。

○慢性関節リウマチ、クローン病、潰瘍性大腸炎、多発性硬化症、偏頭痛、喘息などに対して、オメガ3脂肪酸（EPA、DHA）による治療の有効性が示されている。

○妊活への効果では、オメガ3脂肪酸の摂取により、卵の質、着床、ホルモン、月経周期の改善が生じるのではないかと考えられている。また、男性の場合も精子の状態を高める効果が示唆されている。

Q 子宮内膜症を防ぐのにお勧めの食べ物はなんでしょうか？

Answer

柑橘類で予防できる可能性があります！

不妊症の多くの原因として悪名高い子宮内膜症ですが、子宮の内側にしか存在しないはずの子宮内膜に似た組織が、卵巣や腹膜など子宮以外の場所に現れる病気です。そのような子宮内膜症を防ぐにはフルーツ、とくに柑橘類を摂取するとよいという報告があります。

アメリカで行われた調査により、柑橘類を1日1回以上摂取する人は、週に1回未満の方と比べて子宮内膜症のリスクが0・78倍に低下しました。これは柑橘類に多く含まれるβクリプトキサンチンが関係していると考えられます（βクリプトキサンチンだけを単体で摂取した場合は、子宮内膜症リスクは0・88倍に低下しています）。βクリプトキサンチンは天然の色素であるカロテノイドの一種です。体内でビタミンAに変換されるほか、抗酸化物質として、体内で発生する活性酸素を除去する役割を果たしています。柑橘類以外では、カキ（柿）やパパイア、粉末パプリカに多く含まれています。

子宮内膜症を防ぐため、妊活中の方はこれらの食材を積極的に食べるようにするとよいでしょう。

反対に、アブラナ科の野菜（ダイコン、キャベツ、ハクサイ、ブロッコリーなど）を大量に食べ過ぎた場合は、子宮内膜症のリスクが増加する可能性があります。これらの野菜は基本的に健康によいとされる食材ではありますが「過ぎたるは及ばざるが如し」という言葉どおり、食べ過ぎには気をつけてください。

βクリプトキサンチンを豊富に含む食材

《種類　成分量（100gあたりμg）》
パプリカ（粉末）……2100
カキ（干し柿）……2100
温州ミカン（早生）……1900～2000
温州ミカン（普通）……1700～1800
ミカンジュース（濃縮還元）……1100
ポンカン……1000
あまのり（焼きのり）……980
完熟パパイア……820
みかんジュース（ストレート）……740
温州みかん（缶詰）……640
ビワ……600
カキ（甘柿）……500

文部科学省 食品成分データベースより

Q 卵子のためには、どんなサプリメントを選べばよいでしょうか？

Answer

卵子の質を高めるのは、ビタミンD、DHEA-S、テストステロンの3つといわれています。

卵子の質を高めるサプリメントとして、しっかりとしたエビデンスがあるものは①ビタミンD、②DHEA-S、③テストステロンの3つです。

①ビタミンDは、発育過程の卵胞から出るホルモン（AMH）が低下している方に、月経困難症の改善効果が期待できます。また、乳がんのリスクを下げる作用もあります（ただし、子宮内膜症の人はビタミンD摂取の可否には賛否両論があります）。

②DHEA-S（DHEA）は女性ホルモンおよび男性ホルモンの原料で、不足すると卵巣予備能が低下します。なお、着床期にはDHEA補充はしない方がよいという動物実験があるので、原則として生理開始から排卵までの間に服用するのがよいでしょう。

また、意外に思われる方もいるかもしれませんが、女性の卵胞を発育させるためには、男性ホルモンの一種である**③テストステロン**が必要不可欠です。

これらのサプリを効果的に摂り入れる方法は、ビタミンD、DHEA-S、テストステロンの数値を採血で測定すること。そして、その中で基準値よりも少ないものだけを選んで飲むことです。

なお、サプリメントはあくまでも足りない栄養素を補助するためのもの（栄養補助食品）で、それが主役だと考えないようにしてください。また、特定の成分だけを過剰に摂取することで、思わぬ問題をもたらすという恐れもあるのです。

できるだけ、栄養素は毎日の食事から摂るようにしましょう。かかりつけの医師と相談して、必要な場合はサプリメントの力を借りるようにしてください。

図卵子の質に関わるサプリメントと検査項目名

《検査項目》	《目標値》	《サプリメント名》
DHEA-S	200 μg/dL以上	DHEA
テストステロン	20 ～ 100 ng/dL	エナルモン
25-OHビタミンD	30 ～ 50 ng/mL	ビタミンD

Q ビタミンAは妊活中、摂り過ぎてはいけないのですか？

Answer はい。サプリメントなどで摂り過ぎないように、上限量を守りましょう。ただし不足するのも問題です。

ビタミンAの過剰摂取は催奇形性があることが知られていますが、この影響は「妊娠中でなければ問題ない」というわけではありません。

妊娠前3ケ月の時点から、ビタミンAの過剰摂取は避けるべきです。

妊活中でいつ妊娠できるかタイミングが読めない場合は、普段から注意しなければいけません。

とはいえ、摂り過ぎを恐れてビタミンAをまったく摂らないというのも問題です。ビタミンAが欠乏しても、胎児奇形のリスクは増加します。

厚生労働省「日本人の食事摂取基準」によると、成人女性のビタミンA摂取推奨量は650〜700μgRAEです。

ビタミンAは食事からの摂取にとどめて、サプリメントから摂るのは避けましょう。

なお、妊活中の人でもビタミンA欠乏症の治療をしている場合は、医師の判断に従ってビタミンA剤を飲むなどしてください。

ビタミンAの1日の食事摂取基準（μgRAE／日）

	《男性》		《女性》	
	推奨量	耐容上限量	推奨量	耐容上限量
18～29（歳）	850	2,700	650	2,700
30～49（歳）	900	2,700	700	2,700
50～69（歳）	850	2,700	700	2,700
70以上（歳）	800	2,700	650	2,700
妊婦（付加量）初期			0	-
妊婦（付加量）中期			0	-
妊婦（付加量）末期			+80	-
授乳婦（付加量）			+450	-

※妊婦、授乳婦の付加量は、自分の年齢の推奨量に追加する量です。また、妊婦、授乳婦には耐容上限量の掲載がありませんが、上限量がないということではありません。自分の年齢の推奨量を守り、過剰摂取にならないよう注意しましょう。

Q 話題の「ミオイノシトール」というサプリは妊活に効果がありますか？

Answer

卵巣予備能低下やPCOS、糖尿病予備軍の方の改善については効果が期待できます。

近年、妊活に役立つさまざまな効能が期待され、研究が進んでいる注目の物質がミオイノシトールです。

イノシトールは体内で糖から合成される、ビタミンB類似の物質です。厳密にはビタミンBには属しませんが、ビタミンBと似た働きをします。イノシトールは分子構造の違いから9種類にわけられるのですが、そのひとつがミオイノシトールです。

現段階で、論文が発表され期待される効果を参考にしますと、ミオイノシトールは、耐糖能異常（糖尿病予備群）、月経異常や不妊の原因とされる多嚢胞性卵巣症候群（PCOS）、未熟卵が多い人は採卵周期（生理開始～採卵前日）などを改善するために服用すると効果が見込めるようです。

また、卵巣予備能低下の人は、採卵の3ケ月前から服用するのが効果的と考えられます。

なぜ3ケ月前がよいのかというと、卵巣で卵子が目覚めてから排卵までは6ケ月かかるのですが、前半の3ケ月は外からの影響を受けず、後半の3ケ月（つまり、採卵の3ケ月前から始まる時期）は外からの影響を受ける時期と考えられているからです。ミオイノシトール以外にも、DHEAやビタミンDなど卵子に効果のあるサプリメントは、この時期に補充すると有効かと思われます。

ミオイノシトールの特性

○ビタミンB類似の物質である、イノシトールの一種。

○糖質と脂質の代謝を調節する。

○卵成熟や胚発生に関わる。

○細胞膜などの主成分となる、レシチンの産生を促進する。

○ミオイノシトールの摂取によって、耐糖能異常（糖尿病予備軍）、多嚢胞性卵巣症候群（PCOS）、卵巣予備能低下への改善効果が期待できる。

※耐糖能異常（糖尿病予備軍）＝血糖値が正常より高いものの、糖尿病と診断されるほどの高さではない状態。放置すれば糖尿病リスクは高まる。
※多嚢胞性卵巣症候群（PCOS）＝卵胞の発育に時間がかかり、なかなか排卵しない疾患。要因のひとつに卵巣内の男性ホルモンバランスがある。

Q 妊活中ですが、葉酸サプリはいつまで飲めばいいのでしょうか？

Answer

適応量を妊娠前～妊娠初期までであれば、問題ないでしょう。

葉酸は妊娠を目指している女性にとって、必要不可欠なビタミンのひとつです。しかし食品から必要量摂取することが比較的困難な葉酸をサプリから補えばよいかというと、「葉酸サプリの継続的な摂取は、子どものぜんそくを誘発する」という論文が発表されるなど、心配事のひとつになっています。

この件につきましては、現在のところ、はっきりとした見解は出ていません。でも、妊娠後期に高容量の葉酸を摂取すると、出生児の喘息発生リスクが増加する可能性があると考えられます。

結論としましては、他の論文の結果も踏まえ、葉酸のサプリを摂取する場合は、適応量を妊娠前～妊娠初期まで摂取するのがよいと考えられます。

葉酸の持つ効果や具体的な摂取の時期、葉酸を摂る量などについても解説します。

葉酸を妊娠前から1日0・4mg摂取すると、赤ちゃんの神経管閉鎖障害のリスクの低減が期待できます。また妊娠中に葉酸を摂取することで、早産や胎児発育遅延、妊娠高血圧症候群（妊娠中毒症）などの危険性が減る可能性も報告されています。胎児の脳や脊髄など中枢神経系の元となる神経管は、妊娠6週末に完成します。妊娠に気づいてから服用を始めるのでは遅いため、妊娠の1ケ月以上前から、が望ましいでしょう。

妊活中で妊娠のタイミングが読めないという方でも、葉酸は効果的に作用します。体外受精におけるケースで、血中葉酸濃度に応じて出産率も上昇することがわかっているからです。

ただし、葉酸を過剰摂取すると、たとえ妊娠後期でなくても健康障害の原因になる恐れがあります。厚生労働省は葉酸の摂取は1日1mg（＝1000μg）を超えないように、という目安量を設定しています。

とはいえ、葉酸は基本的に不足しがちな栄養素です。妊活中の方は野菜、柑橘類など普段の食事にサプリを組み合わせ、十分な量を摂りましょう。

Q 栄養豊富なレバーは、やはり積極的に食べたほうがよいでしょうか？

Answer

栄養的には優秀ですが、ビタミンA過剰の心配がありますので、頻繁に食べることはおすすめしません。

鉄が多い食材といえば、まずレバーを思い浮かべる人が多いと思います。レバーは鉄だけでなく妊活で摂りたい栄養素を豊富に含む食材ですが、同時にビタミンAも非常に多く含みます。

ビタミンAは大切な栄養素である反面、過剰な量を長期間摂り続けると胎児の催奇形性を起こす可能性があるため、注意が必要です(78ページ参照)。

たとえば、レバーの焼き鳥は、1串にだいたい5～6個刺さっていますが、これを2個食べただけで、一日の上限を超えるくらいのビタミンA量を含みます。

ビタミンAを多く含む食材は、鶏、豚、牛レバーのほか、ウナギやホタルイカ、ギンダラなどがあります。中でも鶏と豚のレバーのビタミンA量は別格です。レバーは頻繁に食べるのを控え、量にもよりますが、目安としては月1回程度が安心でしょう。

〈ビタミンAを多く含む食材／100g〉

上限量は1日2700μg

○鶏レバー……14000μg
○豚レバー……13000μg
○牛レバー……1100μg
○ほたるいか　1900μg
○うなぎの蒲焼　1500μg
○ぎんだら……1500μg

なお、野菜に多く含まれるベータカロテンは、身体の中でビタミンAに変換されます。体内でビタミンAが不足しているときに必要な量だけビタミンAに変わるので、ベータカロテンは摂り過ぎの心配はありません。本書パート3とパート5のレシピでは、ビタミンAよりもベータカロテンを意識したレシピ提案をしています。

（卵子活性化）

妊活に取り組んでいる方は
日々、さまざまな工夫をされていると思います。
普段当たり前のように行っていることは、
卵子のためにやってもよいことなのでしょうか。
卵子を活性化させたい場合、何をすればいいのか、
疑問の答えをここで見つけましょう。

Q 妊活中、お腹は温めたほうがよいですか？

Answer

いいえ！温めるのは避けましょう。卵子によくない恐れがあります！

男性の場合、精巣の温度が上がると精子が弱体化するという研究報告がいくつかあります。実は女性の場合も同様で、卵子は高温環境が苦手です。

統計的に暑い季節は若干妊娠しにくいほか、暑い環境は妊娠に関わるさまざまなリスク要因になるという研究報告がいくつもあります。

動物の場合も、体温が2℃以上上昇すると、流産や胎児死亡などを引き起こすことが知られています。

もちろん寒い季節に体を冷やしてしまえば、風邪など体調不良の原因になります。必要な時、適切な時間だけ温めるようにしてください。

たとえばカイロを使う場合、お腹に長時間貼りっぱなしにするのは避けましょう。また、温泉にあまり長く浸かるのも、避けたほうがよいでしょう。

Q ヘアカラーやパーマを行うと、卵子に悪影響があるのですか？

Answer

悪影響は否定できません。できれば避けるべきでしょう。

脱色剤、染色剤、整髪剤、パーマ液などの化学薬品を取り扱う頻度の多い美容師を対象に、妊娠にどう影響しているのかを調べた論文がいくつかあります。

それらの結果内容から、妊娠前は不妊症や生理不順、妊娠中であれば低体重児、流早産、周産期死亡のリスク増などが懸念されることがわかりました。

専門の美容師と一般人を比較すれば、ときどきヘアカラーやパーマを行うだけであれば、薬剤に触れる時間は少ないでしょう。とはいえ、どれだけの影響が現れるかは、現在のところわかっていません。できれば、ヘアカラーやパーマは避けたほうが無難です。

また、美容師をされる人などはマスクや手袋などの防護対策を対応策として推奨します。薬品への接触や吸引、経口摂取のリスクはできるだけ減らしましょう。

Q ネイルなど、マニキュア類は卵子への悪影響がありますか？

Answer

はい！　妊娠率の低下や流産率を高める可能性が否定できませんので、避けるべきです。

ネイルや除光液などに含まれている有機溶剤は、妊娠率を低下させるため、可能な限り避けてください。

1999年、JAMA（アメリカ医師会雑誌）で、有機溶剤に接触しやすい職業の女性を対象にした調査結果を発表しました。有機溶剤には胎児奇形率や流産率を上昇させる危険性があると報告されています。

また、有機溶剤を取り扱う女性研究者を対象にした別の調査では、妊娠率の低下が認められました。

有機溶剤を吸入すると、胎盤を通過して母体だけでなく胎児にも悪影響が及びます。

ネイルを始め接着剤や塗料など、いわゆるシンナー臭のするものは避けるようにしてください。また、有機溶剤を取り扱う職業の方はできるだけ有機溶剤に触れないよう配慮し、換気を徹底するようにしましょう。

Q 妊活中に、女性は運動をしたほうがよいでしょうか？

Answer

BMIが25以下の女性の場合、激しい運動は避けましょう。

運動は健康増進に役立ちますが、無条件で身体によいというわけではありません。

たとえば日々激しい運動を行っている女性アスリートの場合、月経周期に異常が見られたり、無月経であったりするケースが少なくありません。一般の方でも、過度の運動によって妊娠率が低下する恐れがあります。

デンマークで18～40歳の女性3628名を対象に行われた調査で、BMI25以上の肥満型の女性は、激しい運動を数多くした人の妊娠率が増加していました。

ところが、BMI25以下の女性の場合、激しい運動を週に5時間以上行うと、運動をまったくしない人よりも妊娠率が下がったという結果になりました。

日本人の場合、女性の多くは、BMIが25以下です。そのため基本的には激しい運動をしない方が、妊娠しやすいといえます。

ただし、BMIが高く、肥満気味だという方であれば、BMIが25未満になるように、体脂肪率を下げる適度な運動を行ったほうがよいでしょう。

BMI（Body Mass Index）の出し方

BMI＝体重（kg）÷身長（m）^{2}

例：身長155cm 体重60kgの場合

ＢＭＩ＝60kg÷(1.55m × 1.55m) ＝ 25

肥満度の判定基準（日本肥満学会）

BMI（数値の範囲）	（肥満度）判定
18.5未満	低体重
18.5以上、25未満	普通体重
25以上、30未満	肥満（1度）
30以上、35未満	肥満（2度）
35以上、40未満	肥満（3度）
40以上	肥満（4度）

Q 肥満になると、卵子の質が下がり授かりにくくなりますか？

Answer

はい！ 肥満になると卵子の質や妊娠率、出産率が低下します！

これまで多くの研究によって、肥満がさまざまな健康被害を招くことがわかっています。それは妊娠についても覆せない事実です。肥満が気になる女性は直ちに食生活を見直し、普通体重を目指してください。

ＢＭＩが25以上の女性は、妊娠率や出産率が約１割低下し、流産率は約３割増加してしまうのです。

これは１９６６年から２０１０年までの間に発表された、妊娠と体重に関する33の研究を解析した結果、明らかになった数値です。

また、２０１３にはＢＭＩが高いほど、卵巣の反応性が悪くなるという研究論文も発表されています。それによれば、ＢＭＩが高いほど卵胞液中のレプチンが増加し、アディポネクチンが減少するというのです。

レプチンはエストロゲンや黄体ホルモンを抑制し、アディポネクチンは反対にこれらを促進するホルモンです。肥満は、脳から卵巣へと通じる女性ホルモンのシステムに影響を及ぼしてしまうというわけです。

レプチンが増加すると、さらに肥満を加速させる恐ろしい状態になります。

そもそもレプチンは満腹のサインであり、食欲を抑えると同時にエネルギー消費を促進させる「痩せるために役立つ」ホルモンです。

それが過剰に増えてしまうと、レプチンの受容体が反応しにくくなり、レプチンが本来持つ「痩せる効果」が弱くなってしまうのです。

ＢＭＩが高くレプチン量が過剰な人は、どんどん痩せにくくなるという負のスパイラルに陥ってしまうというわけです！

これまで海外では「ＢＭＩ30以上の場合は注意」という指標が数多く出されていました。欧米人と比較すると日本人は痩せている女性が多いですが、ＢＭＩ25以上であれば、日本人にも少なくない体格です。

きちんと体重を管理し、レプチンを正しく働かせれば、太りにくい体質になることは夢ではありません。

Q 痩せれば卵子の質はよくなりますか？

Answer　痩せすぎでも妊娠率に悪影響があります。標準体重を維持しましょう。

太り過ぎは授かりの可能性を下げますが、実は痩せればいいというわけでもありません。痩せすぎでも妊娠率に悪影響があるということがわかっています。

アメリカで2008〜2013年に実施された体外受精に関する国家データ（NASS）を元に、妊娠前のBMIと妊娠成績、妊娠予後を比較した調査があります。

これによると、BMIが18・5〜24・9（普通体重）の人を1とした場合、BMIがそれ以上（肥満）の場合と、それ以下（低体重）の場合でも、妊娠率と出産率の低下、低体重児や早産の増加などの悪影響が現れたのです。

ダイエットに関わるさまざまな情報が氾濫し、肥満の危険性が叫ばれている昨今、ストイックに自分を追い込んで、何が何でも痩せたほうがいいと考えてしまう人は珍しくありません。

しかし、それは逆効果です！　運動や食事についてもいえることですが、何事も極端になってはいけないのです。たとえば、ある特定の「体によい」とされる食品だけを食べて痩せるようなダイエット法を行えば、栄養バランスが崩れて、栄養失調になってしまうでしょう。それでは健康的な妊活などできません。

過剰なダイエットは避けて、標準的な体重を維持する努力を行いましょう。

妊娠前のBMIが妊娠率や妊娠予後に及ぼす影響

	BMI<18.5	BMI 18.5~24.9	25<BMI
臨床妊娠率	0.97倍	1.00	0.94倍
出産率	0.95倍	1.00	0.87倍
単胎の低体重児率	1.39倍	1.00	1.26倍
単胎の早産率	1.12倍	1.00	1.42倍
流産率	-	1.00	1.23倍

出典：Fertil Steril 2016; 106: 1742（米国）

精子活性化

巷に流布する、精子を活性化させる方法は
果たして正しいのでしょうか。
本当に効果がある方法をお教えします。
なお、不妊の原因のうち約50%は男性に
あるといわれています。
男性機能を高めて、妊娠率をアップさせましょう!

Q 亜鉛を摂ることで、精子の質はよくなるの？

Answer

明確な証拠はありませんが、亜鉛は精液量や精子形成に必要と考えられています。ただしサプリメントの効果は証明されていません。

亜鉛は人体に必要な金属のひとつで、生殖機能においては受精や着床などによい作用を与えます。また、精液中には前立腺から分泌された亜鉛が存在しており、細胞膜の安定化や活性酸素の除去などに関わっているとの報告がありますが、確定的ではありません。

精液所見と精液中の亜鉛濃度について報告された20の論文を元に、中国で2016年に発表された調査によれば、男性不妊の人は精液中の亜鉛濃度が64%も減少していました。亜鉛サプリメントの投与により、精液所見が改善する可能性があるという報告もありますが、論文数が少ないため断定はできません。

サプリには頼らず、日頃の食事に気をつけて、亜鉛不足にならないことが大切です。

Q 精子は、毎日出すよりも、ある程度溜めた方がよいのでしょうか？

Answer いいえ、精子を溜めると、精子の状態が悪化します。

精子の数が少ない場合、妊娠を成功させるため、ある程度精子を溜めたほうがよいのでは？と考える人も多いと思います。ですが、それは誤りです。

精液検査を行う場合、WHOのガイドラインには禁欲期間は2〜7日にするよう記載されています。

これを参考にして、禁欲期間を長く取ろうとする人もいますが、検査に必要な期間と妊娠に最適な精子が得られる期間は、必ずしも一緒とは限りません。

2005年、のべ9489件の精液検査データを元にした調査結果が、アメリカ生殖医学会（ASRM）の学会誌に掲載されました。

これによると、精子の数が少ない場合、禁欲期間を1日とした場合が最も精子の運動率がよく、禁欲期間を0〜2日とした場合に、正常形態精子が最も多くなりました。また、精子数が正常な検体の場合、11日以上の禁欲期間を設けると、精子運動率と正常形態精子が、どちらも低下していました。

この調査では、精子の数が少ない男性は禁欲期間を1日（24時間ごと、つまり毎日射精することが理想）とし、精子の状態がよい男性の場合も禁欲期間はなるべく7日以内が理想だと結論付けられています。

射精をしないと、新しく精子を作るスペースが足りなくなります。そして、古い精子からは活性酸素が産生され、精子と精子を形成する細胞にダメージが蓄積されていきます。つまり、精子は溜めれば溜めるほど酸化し、質が低下してしまうというわけです。

なお、精子の数が少ない場合とそうでない場合で、理想的な禁欲期間が異なる理由は、精子の量が少ないほど、精巣を通過する際に時間がかかるため、その分精子が劣化するからだと考えられています。

現実的には、毎日射精をして新しい精子を作るというのは難しいかもしれません。しかしそれでも、2日に1回は射精することが、授かりへの近道だと覚えておきましょう。

Q トランクスタイプとタイトな下着ではどちらがよい？

Answer

トランクスです！ 健康な精子が作られる傾向にあります。

下着はトランクスがよいか、タイトなものがよいか。履き心地の好みは個人差がありますが、精液の質について検討するならば、トランクスを選んだほうがよいと思われます。

アメリカで２０００〜２０１７年、不妊クリニックを訪れた６５６名の男性の精液検査と下着の種類に関する調査が行われました。

その結果、トランクス派の平均総精子数が１６８００万だったのに対し、それ以外のパンツを履くグループは１３８００万でした。また、総運動精子数においても、トランクス派が７０５０万、それ以外が５０５０万という結果でした。

男性は「精巣（睾丸）は熱に弱い」ということを心得ておきましょう。精巣の温度が上がるほど、男性不妊のリスクは高まるのです。

下着の種類は、精巣の温度状況に関わります。タイトな下着を履くと精巣温度が高くなり、トランクスのようなルーズな下着は精巣温度が低くなる可能性があるのです。

なお、精子製造をコントロールするホルモン（ＦＳＨ）においては、タイトな下着の方が高い数値を示していました。

本調査の論文中では、タイトな下着の場合、精巣温度が上昇して精巣にダメージが生じるため、それをカバーするためにＦＳＨが増加するのではないかと推察しています。

近年、男性の精液所見データが基準よりも下回るケースが多く見られますが、この要因は肥満や食生活、環境ホルモンの影響のほか、精巣温度の上昇も要因のひとつだと考えられています。

精巣機能にとって、精巣温度が体温より２〜４℃低い状態が望ましいという報告もあります。

精巣を温めないように、下着にこだわってみてはいかがでしょう。

Q 膝の上でノートパソコンを使うのは駄目ですか？

Answer

はい！　温度上昇や電磁波の影響で、男性機能が低減してしまいます！

欧米ではノートパソコンのことをラップトップ（膝の上）と呼びます。椅子に座ったまま膝上で操作できることからこう呼ぶのでしょうが、このような使い方はお勧めできません。

２００５年、ヨーロッパ生殖医学会の学会誌に掲載された論文によれば、ノートパソコンを膝上で使用すると、陰嚢温度が2・6～2・8℃も上昇するというのです。ノートパソコンのような電子機器からは、精子に悪影響を及ぼす電磁波が発生するという点にも注意が必要です。膝上では使わないようにしましょう。

また、この研究では座っただけで陰嚢温度が2℃程度上昇することがわかっています。長時間座って仕事や運転などをしているという人は、こまめに立って陰嚢の温度を下げるようにしてください。

Q 精液量が少ないと診断されました。どうすればよいですか？

Answer

喫煙者の場合は禁煙してください！　亜鉛のサプリも効果的だと思われます。

喫煙すると精嚢が小さくなり、精液量が減少してしまうという研究があります。受動喫煙による母体への影響もあるため、禁煙は必須といえます。

また、精液量を増やすには、亜鉛がよいとされています。亜鉛には人間の精子を保護し、質を高める作用があります。動物実験では、亜鉛の量が低下すると、精子の形成が阻害されることがわかっています。人間の場合も、精子量に関係している可能性があります。

なお精液検査の基準値には精液量についての項目もありますが、これはあくまでも目安に過ぎません。妊娠が可能な基準、というわけではないのです。

精液を作るスピードは、年齢と共に自然と低下します。たとえ精液量が少ないと診断されたとしても、妊娠の可能性はあるということを忘れないでください。

Q 血糖値が高いと精子に影響が出るでしょうか？

Answer

出やすいです。とくに肥満や糖尿病は妊娠率低下を招きます。

肥満や高血糖は、高血圧や心筋梗塞、脳梗塞、網膜症などさまざまな疾患を招きますが、不妊症もその中のひとつです。男性は肥満によって、精液の質や妊娠率の低下が認められています。そして男性の糖尿病も、妊娠率低下と関連することが報告されています。

これは肥満による精巣温度の上昇や脂肪細胞のホルモンによる影響、インスリン抵抗性（耐糖能異常）などに起因するものではないかと考えられています。

肥満や食後高血糖を予防、解消することが精子の状態改善に繋がります。まずは食生活を見直しましょう。高カロリー食品が中心の生活は、太りやすいだけでなく、精子の状態が悪化することも知られています。

栄養バランスの取れた、「授かりごはん」でヘルシーに妊活をしましょう（本書パート3、パート5）。

Q 運動をすると精液の質は高まりますか？

Answer

いいえ！　精子の状態と運動はほとんど無関係です。

適度な運動によって、肥満の解消や高血圧や心血管疾患のリスク減少などさまざまな健康効果が見込めます。しかし、直接的に精液の健康に繋がるかというと、答えはノーです。

スペインで2010〜2011年、18〜23歳の健康な男性215名の精液所見と過去3ケ月間の運動状況についての調査が行われました。その結果、精液所見のいかなるパラメータ（総精子数、濃度、運動率、奇形率）とも、運動との関連性が認められませんでした。

なお、トップアスリートは精液所見がよくないという報告もありますが、少なくとも一般的な男性が行う程度の運動であれば無関係のようです。ただし、運動不足で肥満になれば、その影響で精子の質が落ちます。肥満防止や筋力維持のための運動は必要でしょう。

2人編

性別によって考え方の傾向には違いがあります。
夫婦がお互いに、相手の気持ちをいたわることを
忘れないようにしてください。
2人の気持ちがすれ違ってしまった時こそ、
妊活は独りではできない、ということを
思い出してください。

Q 女性に対して「悩み過ぎ、焦り過ぎじゃないの？」と励ますのは？

Answer

NG！女性は妊活中、男性より大きな不安と抑うつを抱えるものです。

体外受精による不妊治療中の男女の心理面での違いについて、中国で２０１６年に発表された調査があります。それによると、女性は期間を通して不安と抑うつを感じ、採卵日や移植日、妊娠判定前は最大になっていました。一方、男性にも抑うつはあったのですが、不安はほとんどありませんでした。その後の判定で妊娠が認められなかった場合、女性の不安と抑うつは最大まで上昇し、数年もの間持続しました。しかし男性は、判定前後で大きな変化がありませんでした。

いくら悩み過ぎといわれても、そう簡単に気分を切り替えることはできないでしょう。男性も自分の検査や不妊治療を行う、通院時に付き添うなど、積極的に妊活へと取り組み、女性が感じている重圧を少しでも和らげるようにしてください。

Q 女性に対して「妊活は君の好きにしていいよ」はやさしさになりますか？

Answer

いいえ！ 相手を尊重しているのではなく、無責任なだけになってしまいます。

妊活についてどういう方針を取りたいのか、何をしたいのかを女性から相談されたとき、「君の好きにしていいよ」というのは禁句です。男性の側からすると「妻の自由にさせているのだから、何が悪いのか」と考えるかもしれません。

しかし、女性からすれば「真面目に考えてくれていない」と解釈されてしまいかねません。

そもそも、男性は女性と比べて、妊娠に対して当事者意識が希薄になりがちです。そのため、男性は自分が想定する以上に、積極的に妊活に参加しなければ、女性から「うちの夫は本気で妊活に取り組んでくれない……」と思われてしまう可能性もあるのです。

たとえば女性から「なかなか成果が表れないから、妊活を続けていくのがつらい……」と切りだされたときを想像してください。この一言を振り絞るまでに、どれだけの苦悩があったことでしょう。最終的にどのような選択をするとしても、これが大変な決断であることに変わりはありません。それを「好きにしていいよ」といわれてしまったら、女性は大事な選択を丸投げされたような印象を受けてしまいます。

妊活は男性と女性、2人が足並みを揃えて行うことです。また、不妊の原因の約50%は男性にあるということを忘れてはいけません。女性の側だけに負担をかけるのは、大きな誤りです。

ちなみに、男性と女性では、相談をすることの意味合いが異なるケースがあります。男性は本気で解決方法を探して相談していることが多いのに対し、女性は「自分の中で結論が出ている」ことを話している場合があります。

ですから、女性の意見を否定して自分の考えを話しても、受け入れられないことがあるのです。

女性の意見を最後まで聞いて「どの方法がいいと思ったの？」と最終的な答えを促してください。改めて意見を求められるかもしれません。

Q 女性に対して「今日は疲れているから無理」とセックスを拒否するのは？

Answer できればいわないほうがよいでしょう。でも、プレッシャーを感じるのであれば話し合いが必要です。

妊娠しやすいタイミングにセックスをして妊娠確率を高める方法をタイミング法といいます。しかし、男性の中には義務的なセックスと感じ、気分が乗らず「今日は無理」と断ってしまう人も少なくありません。ただ、これは女性の気持ちからすると、大変ショックなことです。女性は妊活中、大きな不安を抱えやすい傾向にあります。「今日こそはきっと」と願っているのに、男性の側から拒絶されてしまうと、不安はさらに大きくなるでしょう。

とはいっても男性はプレッシャーに弱く、ここぞという日の方が精子の質が悪いということがあります。また、女性の方も基礎体温や排卵日などを気にし過ぎて、神経質になってしまうことがあります。敢えて特定の日を狙わない、というのもひとつの方法です。

Q 「本当に俺のせい？」と、いうのは厳禁ですよね？

Answer 不妊の原因の約50％は男性にあることを忘れないで！

男性の中には、なんの根拠もなく「自分は問題ないはず」と考える人もいるようです。「本当に俺のせい？」「俺まで頑張る必要ある？」といった、パートナーに責任を押し付けるような発言はやめてください。

不妊の原因が男性である可能性は、約50％あります。授かりを成功させるためには、男女の協力が必要不可欠です。不妊はその原因がはっきりわからないケースの方が多く、妊娠して初めて、何が問題だったか大まかにわかるというケースがほとんどです。

中には不妊治療を重ねるに連れて「精子の状態が悪かった」「未熟卵が多かった」などと、「犯人探し」に固執してしまう人もいます。不安やストレスが少ない状態の方が妊娠しやすいという事実を忘れず、夫婦で力を合わせて、笑顔で妊活に取り組みましょう。

Q 「今日は排卵日だから頑張って」はいってはいけないのですか？

Answer

はい！　男性はプレッシャーに弱いため、勃起不全や精子の質の低下が起こりかねません。

妊娠しやすい時期を見極めると、妊娠確率を効果的に高められます。しかし男性に対して過剰に「今日は排卵日だから」とプレッシャーをかけるのは、逆効果になるかもしれません。何故なら、男性はプレッシャーに弱い生き物なのです。

２０１３年に発表されたイタリアの調査によると、仕事や家庭、人間関係などのストレスに見舞われると、精液の状態が悪化するといいます。また、これは心配症な人も、そうでない人でも同様の傾向でした。

女性は妊活に対して不安を抱えやすいため、焦りから「今日じゃないと絶対に駄目！」と強く考えがち。ですが、ここぞという日こそ彼がプレッシャーになることは避けましょう。その場の雰囲気作りに力を注いだ方が、授かりを引き寄せられるはずです。

Q 妊活が長く続くと暗闇ばかりで、相手ともギクシャクが大きくなりませんか？

Answer

不妊の原因は、わからない方が多いです。今は、一歩引いて冷静になりましょう。

先にも触れましたが、妊活中、不妊の原因ははっきりしないことのほうが多く、妊活中はまるで闇の中にいるような状態が続きます。病院に行けばすべて解決するわけではありませんので、なおのことです。

そのような状態に加え、女性と男性では、考え方や表現方法が大きく違うという事実もあります。

女性に特有の強い不安感から、男性に対して「本気で考えているように思えない」というような不満を感じてしまうのも無理はありません。それらを解決するため、冷静に話し合えるようにしましょう。

妊活の前に人間同士、カップルや夫婦のあり方を考える必要があるように思えます。簡単ではないと思いますが、そのような苦労も、授かった後の喜びの土台になると信じてみてはいかがでしょうか。

年齢別 授かり妊活の進め方

赤ちゃんを授かる確率は年齢とともに下がる傾向にあります。
このページでは、年齢別に最適な妊活計画の立て方をご紹介します。

》20代《

20代は子宮内膜に十分な厚みがあり、妊娠しやすい年代です。生理不順やひどいPMSなど月経トラブルの自覚がない場合は「セルフタイミング法」からスタートしましょう。1年ほど「タイミング法」（本書18P参照）を続けても妊娠しない場合は、一度病院で検査を。タイミングを間違えている可能性や卵巣機能の低下、子宮内膜症や卵管閉塞、精子に異常がある可能性があります。セルフタイミング法→病院で検査→人工授精→体外・顕微授精と順番にステップアップしていきましょう。

》30代《

30代前半の妊娠率は20代とさほど変わりませんが、35歳を過ぎると女性の妊娠率は急激に下がりはじめます。エストロゲンなどの女性ホルモンの分泌も減少し、卵巣機能の低下、卵子の減少、精子を子宮内に導く頸管粘液の状態も顕著に低化します。妊活治療はセルフタイミング法→病院で検査→人工授精→体外・顕微授精と進みますが、これは一つの目安。子宮内膜症や子宮筋腫、ポリープも30代から増えはじめます。時間を無駄にしないためにも「授かりたい」と思ったら一度病院の受診をおすすめします。

》40代《

40代になると卵子の数は数千個まで少なくなります。個人差はありますが、一般的に女性が妊娠できるのは45歳ごろまでです。「妊娠のタイムリミット」を意識しなければならない年代といえるでしょう。40代から治療を始める場合、タイミング法や人工授精は飛ばして、体外受精や顕微授精から行うことが多いです。ただ、高度生殖医療の体外受精でも25歳で妊娠率は40%。40代に入ると5%まで下がっています。さらに、流産や早産、妊娠高血圧症候群のリスクもあります。

男性の加齢とともに女性の授かり力は下がります。高齢でも精子は毎日作られるとはいえ、男性も年齢とともに生殖能力が低下します。

男性の年齢	20～24歳	25～29歳	30～44歳	45～49歳	50歳
女性の妊娠までの期間	6ヶ月	7ヶ月	10ヶ月	19ヶ月	32.3ヶ月

PART

5

〝授かりごはん〟レシピ編 2

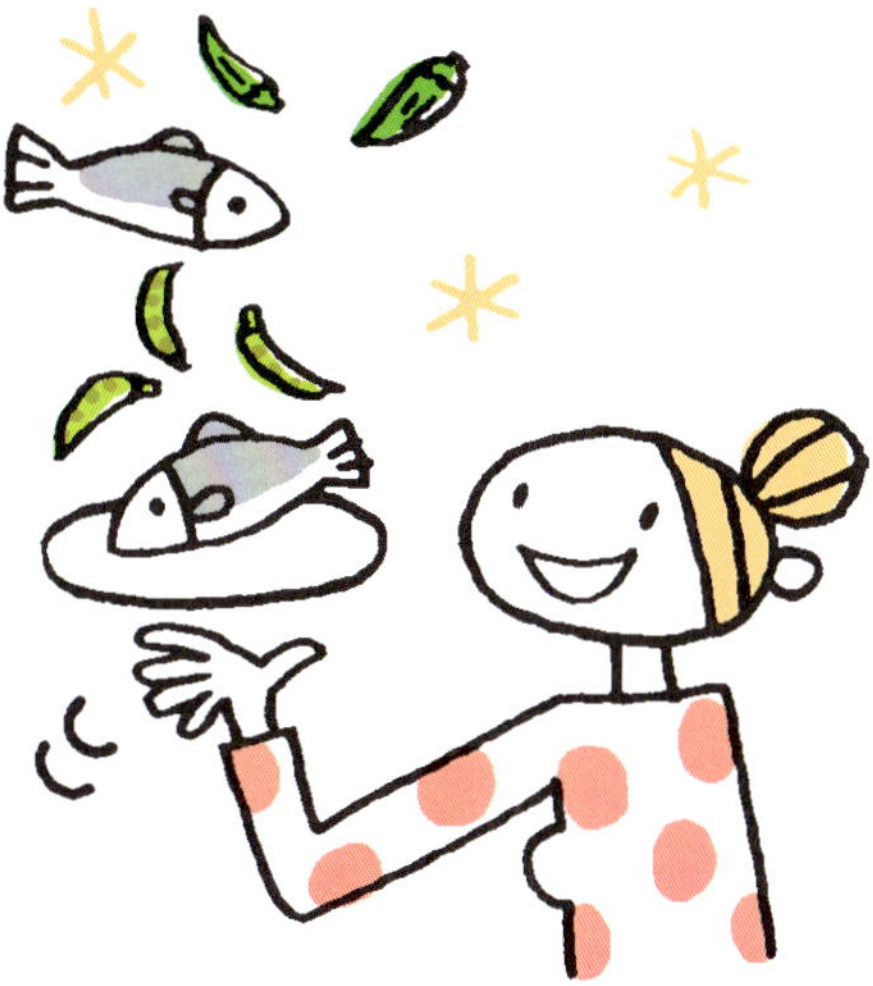

魚いっぱいレシピ

男女ともに妊活に欠かせないのが
魚に多く含まれるオメガ3脂肪酸。
鉄やビタミンDなども摂りやすいので魚料理は積極的に!
手軽なサバ缶レシピも参考にしてください。

主 菜　《授かり栄養》ビタミンD、オメガ3脂肪酸

切り身を使ってお手軽に

アクアパッツァ

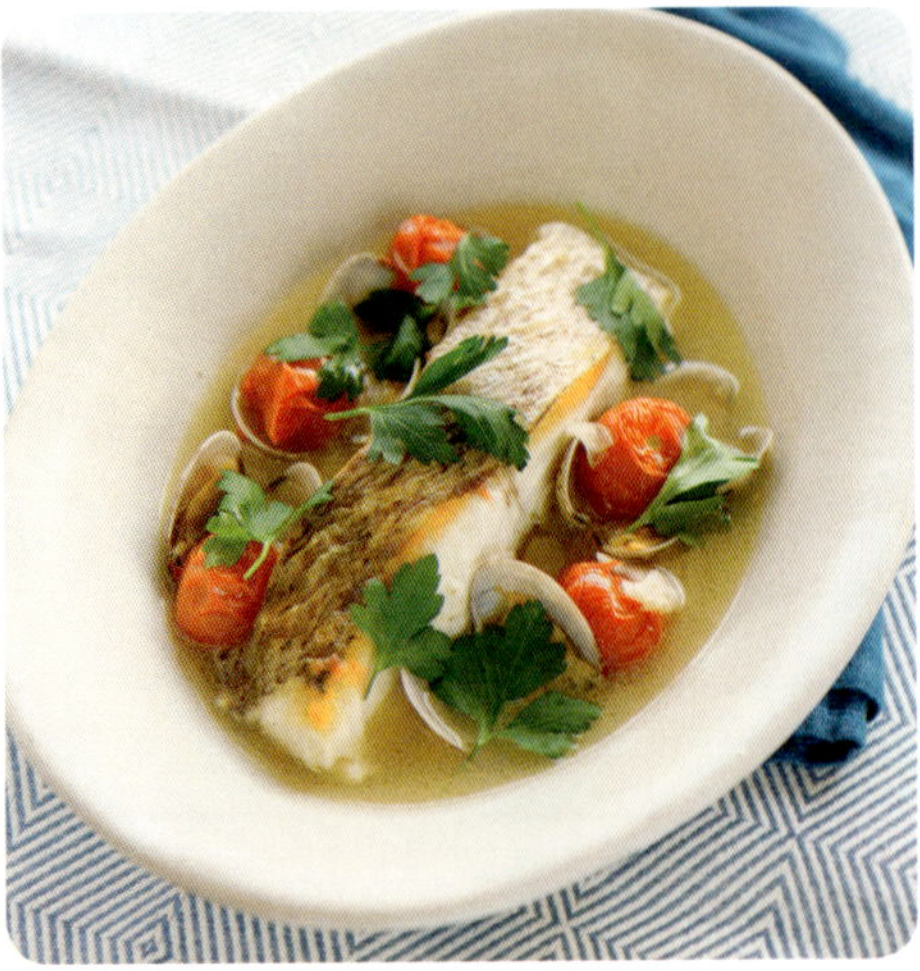

＼ポイント／

真ダイは天然より養殖のほうがオメガ３脂肪酸もビタミンDも摂りやすい。タイに少ない鉄をアサリで補い、抗酸化成分をトマトで補えるバランス食！

【材料】 ２人分
真ダイ……2切れ
アサリ……12個
ミニトマト……10個
ニンニク……1かけ
水……1カップ
酒……大さじ1
塩、こしょう……少々
オリーブ油……適量

【作り方】
1. アサリは砂抜きをする。
2. 真ダイに塩、こしょうを振る。オリーブ油を熱したフライパンで皮の面から焼く。
3. 真ダイを裏返したら火を止め、薄切りにしたニンニクを入れて余熱で火を通す。
4. ニンニクが軽く色づいたら水、酒、アサリ、ミニトマトも入れ、フタをして数分火にかける。
5. 味をみて塩で調える。

主 食 《授かり栄養》鉄、カルシウム

魚の下処理なしで入れるだけ

シシャモの炊き込みご飯

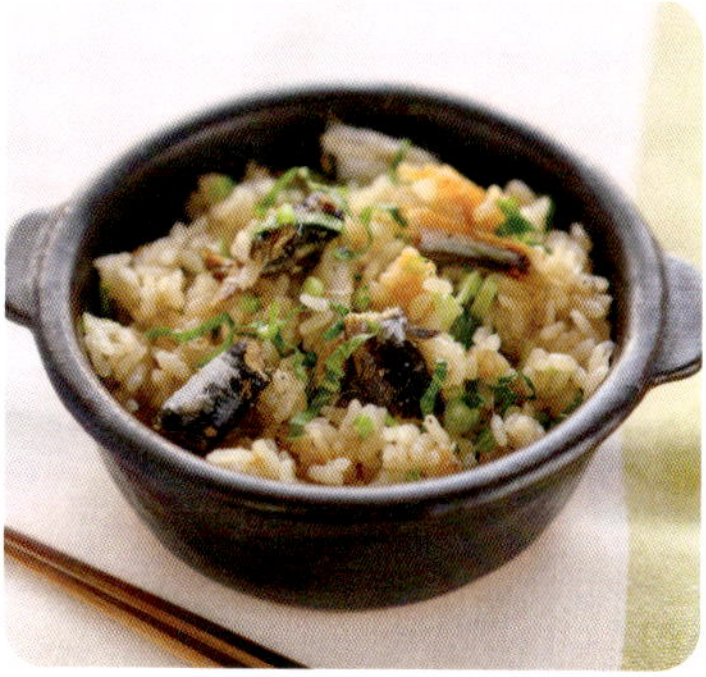

【材料】 作りやすい分量
米……2合　シシャモ……6～8尾
醤油……大さじ1　みりん……大さじ2
塩……小さじ1/2　カブの葉……2株分

【作り方】
1 洗って浸水させた米を炊飯器に入れ、醤油とみりん、塩を入れたら水加減をする。
2 シシャモをのせ、炊飯する。
3 炊き上がったら刻んだカブの葉を入れ、シシャモをくずしながら混ぜる。

ポイント
頭から尾まで丸ごと食べられるシシャモは栄養豊富。とくにカルシウムや鉄、亜鉛、ビタミンEなどが摂りやすい。ビタミンACEが優秀なカブの葉と組み合わせてビタミンをよりチャージ。

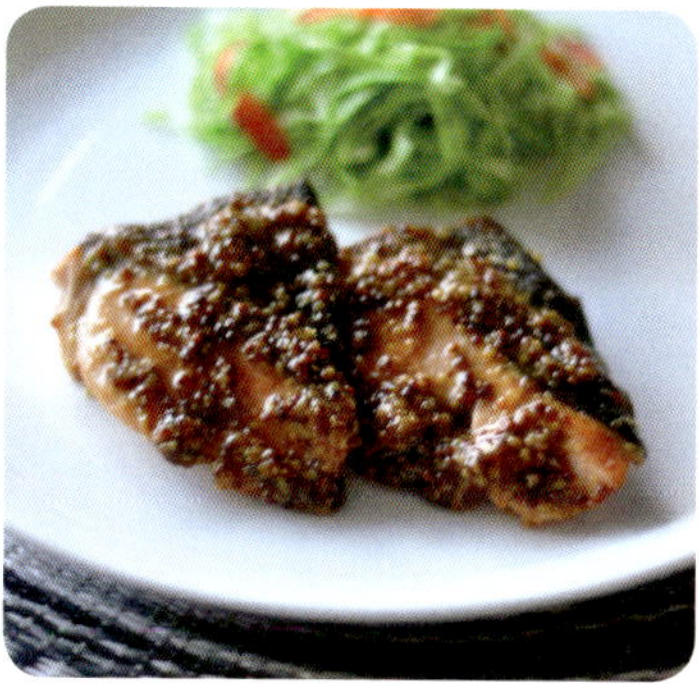

主 菜 《授かり栄養》ビタミンD、ビタミンE

タレを合わせておけばすぐできる

サケのハニーマスタードソテー

ポイント
1日のビタミンDの目安量をらくらくクリア！オリーブ油で焼いて、ビタミンDもEも吸収アップ。

【材料】 2人分
生ザケ……2切れ
Ⓐ 粒マスタード……大さじ2
　 はちみつ、醤油……各小さじ1
　 酒……大さじ1
オリーブ油……適量

【作り方】
1 生ザケは2等分にする。Ⓐを合わせておく。
2 オリーブ油を熱したフライパンでサケを焼いたら、合わせ調味料を入れ、からめる。
※粒マスタードは跳ねやすいので、一旦火を止めて入れるとよい。

主　菜　《授かり栄養》葉酸、ビタミンB_6

フライパンでラクチン

サケのちゃんちゃん焼き

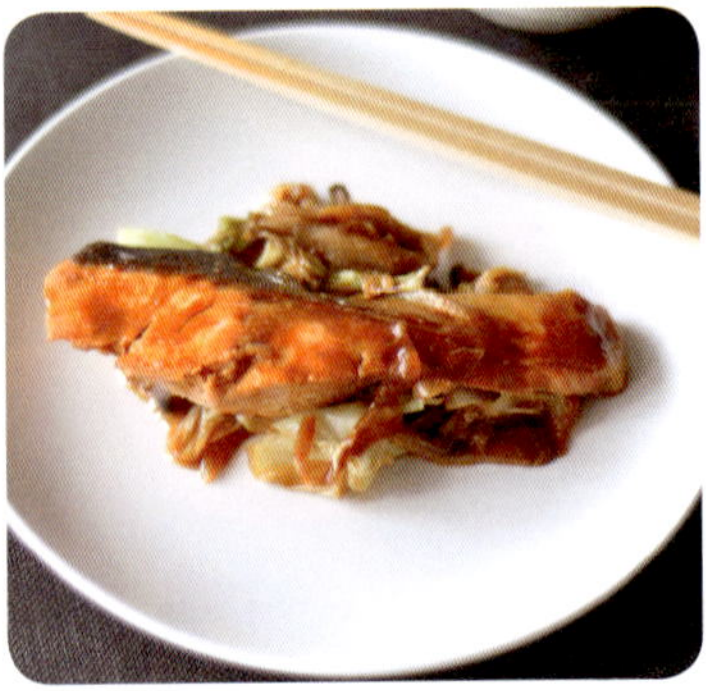

【材料】 2人分
生ザケ……2切れ　　塩……少々
キャベツ……1枚半　　タマネギ……1/4個
シメジ……1/2パック
Ⓐ 味噌、はちみつ、醤油、水……各大さじ1
ごま油……大さじ1

【作り方】
1 生ザケに塩を振る。キャベツは一口大、タマネギは薄切りにし、シメジは小房に分ける。
2 フライパンにごま油を熱し、生ザケを皮目を下にして入れる。その周りにキャベツ、タマネギ、シメジを入れ、Ⓐを合わせたものを入れてフタをする(調味料はまんべんなくかからなくても大丈夫)。
3 5分ほど加熱をし、フタをとってタレを全体にからめる。
※お好みで、バターを落としてもOK。

ポイント　妊活的相性のよい定番料理。ビタミンB群の多いサケと葉酸の多いキャベツの組み合わせは〇。

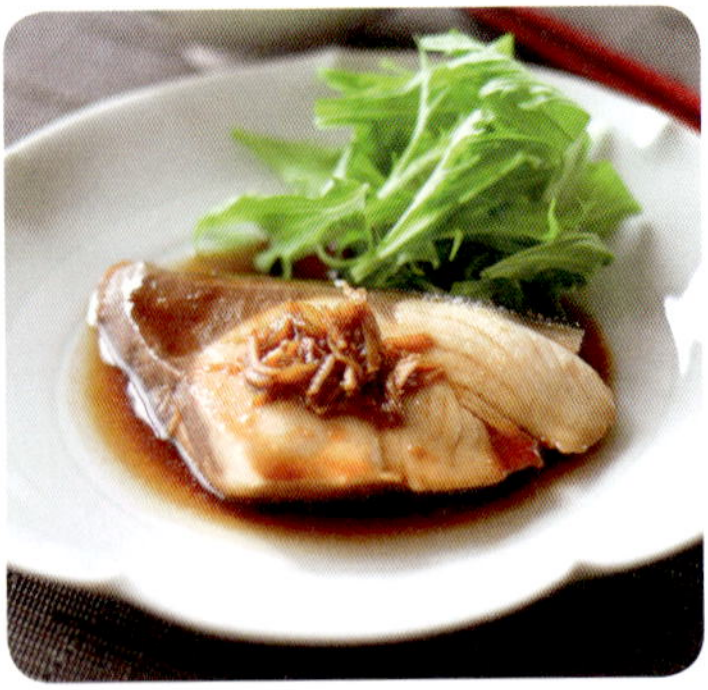

主　菜　《授かり栄養》鉄、オメガ3脂肪酸

ポン酢だけで味がきまる

ブリのポン酢蒸し

ポイント　青魚は吸収率のよい鉄も摂れるのがうれしいポイント。ブリはほかにもビタミンB_{12}やたんぱく質も豊富なので、貧血対策として有効な魚。

【材料】 2人分
ブリ……2切れ
生姜……1かけ
Ⓐ ポン酢、酒……各大さじ4

【作り方】
1 生姜は千切りにする。
2 フライパンにⒶを入れ、ぶりと生姜も入れて火をつける。
3 沸いたらフタをして2～3分加熱する。
※器に盛った後、お好みでごま油をかけてもおいしい。

主 菜 《授かり栄養》鉄、ビタミンD

丼やお茶漬けにしてもおいしい

カツオのなめろう

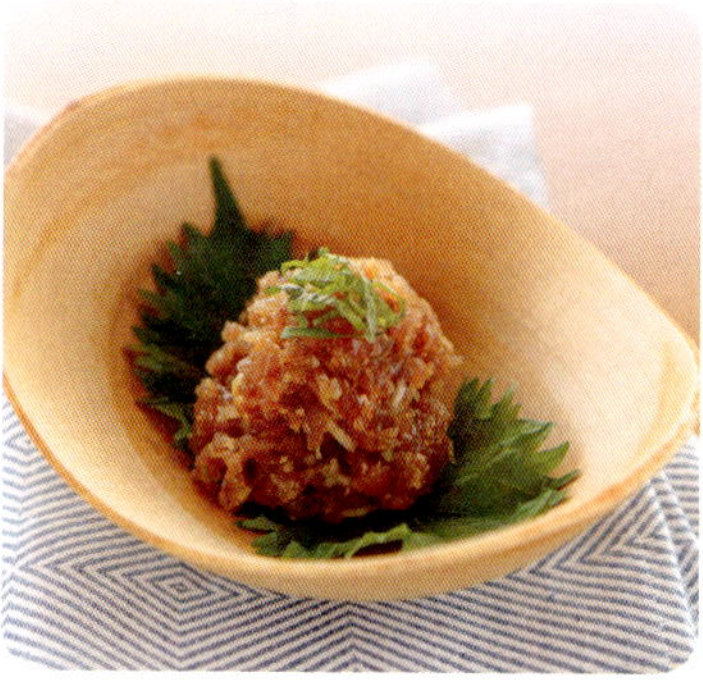

【材料】 2人分

カツオの刺身……1さく 生姜……1かけ

長ネギ……1/4本 味噌……大さじ1強

シソなどの薬味……適量

【作り方】

1. 生姜はすりおろす。長ネギは縦2等分にし、小口切り（端から輪切り）にする。
2. カツオを1cm角に切ったらまな板の上で①と味噌を合わせ、包丁でたたきながら均一になるまでたたき合わせる。
3. 味をみて、足りなかったら味噌を少し加える。
4. 器に盛り、シソなどの薬味をのせる。

ポイント

戻りガツオでつくるほうが栄養がお得。カツオは鉄やビタミンD、オメガ3脂肪酸が多いが、初ガツオ（春）より戻りガツオ（秋）のほうがビタミンDとオメガ3脂肪酸は格段に上。

教えて！長有里子先生！

授かり体質を作るコツ

サケの皮は、残さず食べて！

アンチエイジングに役立つといわれる赤い色素成分「アスタキサンチン」を豊富に含むことで有名なサケは、ビタミンDやビタミンE、オメガ3脂肪酸なども摂りやすい授かり食材です。でも残念なのが、サケを食べるときその皮を残す人が多いこと。その行為、もったいない！

なぜなら、皮を食べた場合と食べない場合を比べると、同じ量を食べても皮なしだとオメガ3脂肪酸のDHA、EPA、ビタミンEやカルシウムは25％ほども減少してしまうから。

その他、サケの皮には美肌に効果的なコラーゲンや肝臓の機能を高めるタウリンなども含まれています。

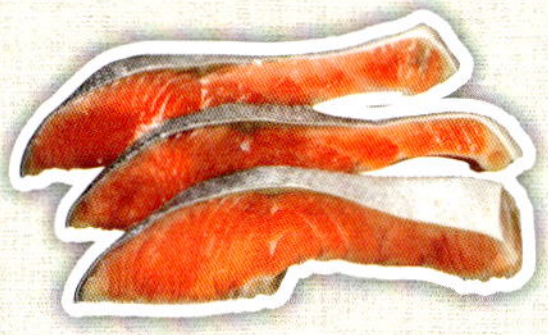

主　菜　《授かり栄養》オメガ3脂肪酸、ビタミンB_2

ネギソースは他の魚にも合う

ブリの油淋鶏

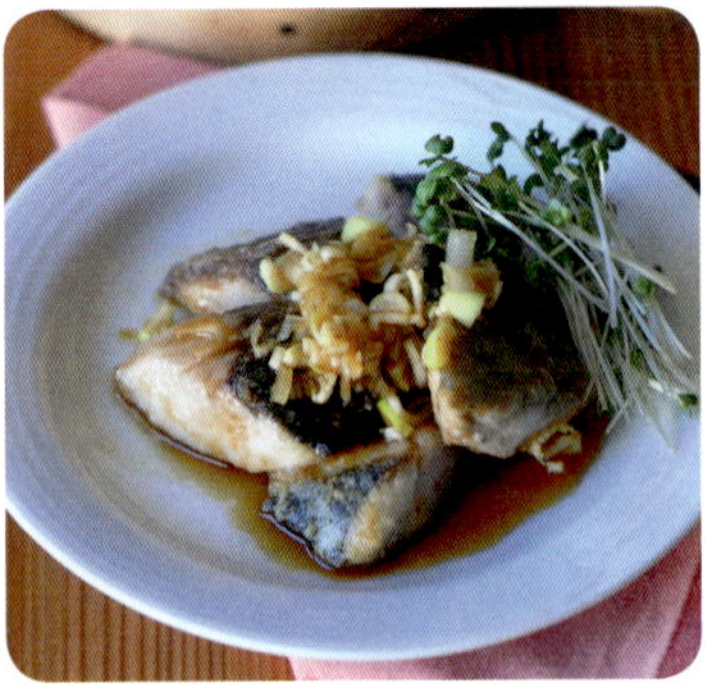

【材料】 2人分

ブリ……2切れ　塩……少々

片栗粉……適量　ごま油……適量

《ネギソース》（作りやすい分量）

長ネギ……15cm　酢、醤油……各大さじ2

砂糖……大さじ1/2　ごま油……大さじ1

【作り方】

❶ブリに塩を振り、片栗粉と一緒にポリ袋に入れ、空気を入れて振り、片栗粉をまぶす。

❷ごま油を熱したフライパンで①を焼く。

❸長ネギは縦半分に切り、小口切り（端から輪切り）にし、他のソースの調味料と混ぜ合わせる。

❹ブリを器に盛り、ソースを適量かける。

※ソースが余ったら、トマトにかけたり豆腐にかけたりしてもおいしい。

ポイント　ブリのオメガ３脂肪酸とビタミンB_2の量は、魚の中でトップクラス！

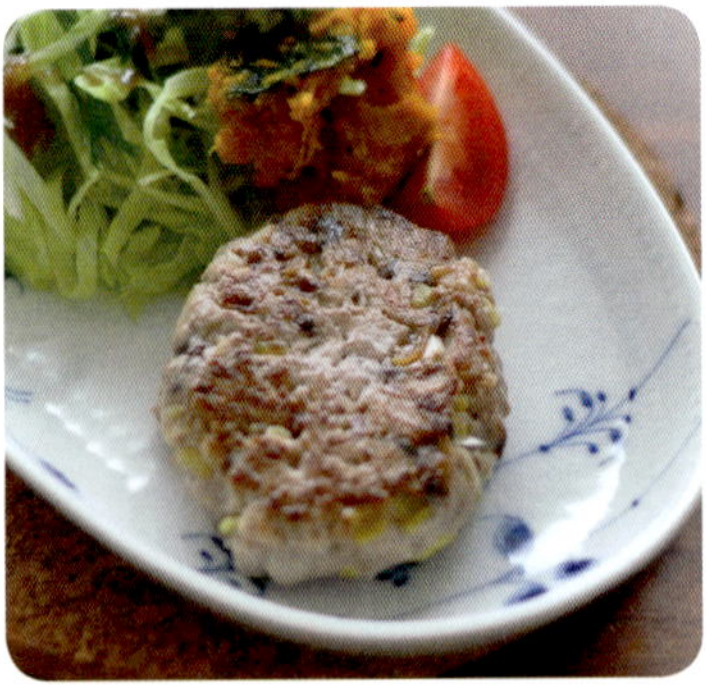

主　菜　《授かり栄養》鉄、ビタミンB_6

カツオのなめろうをアレンジ

カツオハンバーグ

ポイント　オメガ3脂肪酸は酸化されやすいので、抗酸化力のある緑黄色野菜を付け合わせて。カツオに多いビタミンB群により、野菜の葉酸吸収にもつながる。

【作り方】

❶101ページのカツオのなめろうを小判型に成形し、油を熱したフライパンで焼く。味がついているので、ソースは必要なし。

主食 《授かり栄養》オメガ3脂肪酸、リコピン

サバ缶はひき肉代わりになる!

サバ缶のミートソースパスタ

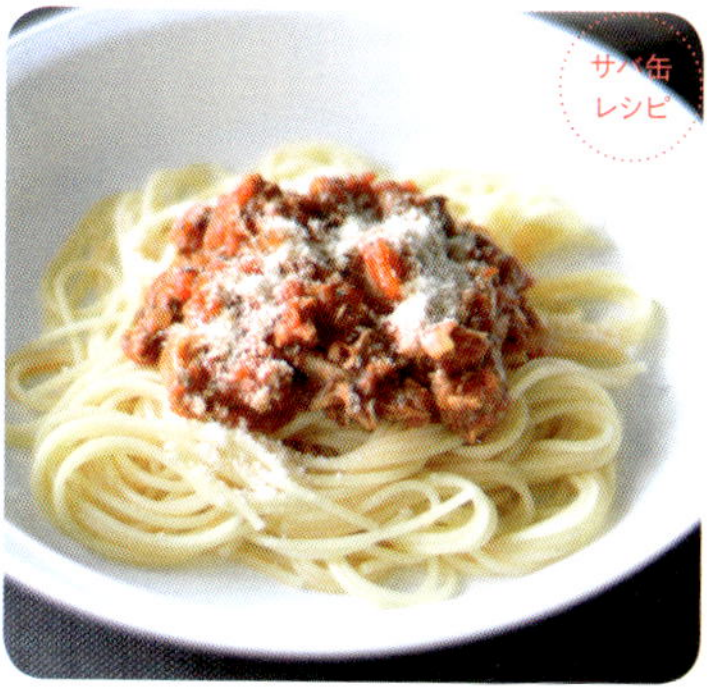

ポイント 汁ごと調理がポイント。缶汁にもオメガ3脂肪酸は多く含まれるので、汁ごと調理して。

【材料】 2人分
スパゲッティ……180g
《サバミートソース》(作りやすい分量)
サバ缶(水煮)……1缶(190g)
タマネギ……1/2個　　ニンニク……1かけ
カットトマト缶……1缶
赤ワイン……大さじ5
Ⓐ
醤油、ウスターソース……各大さじ1
塩、こしょう……適量
あれば、オレガノなどの乾燥ハーブ……適量
オリーブ油……適量　　粉チーズ……適量

【作り方】
1. タマネギとニンニクはみじん切りにする。スパゲッティは1%の塩(分量外)を入れた湯でゆでる。
2. 鍋にオリーブ油と①を入れて火にかけ、タマネギがしんなりするまで炒める。
3. サバ缶を汁ごと入れ、ヘラでつぶしながら細かくほぐす。
4. トマト缶と赤ワインを入れ、数分煮る。
5. Ⓐを入れ、ひと煮立ちさせる。
6. 器に盛ったスパゲッティにかけ、粉チーズを振る。

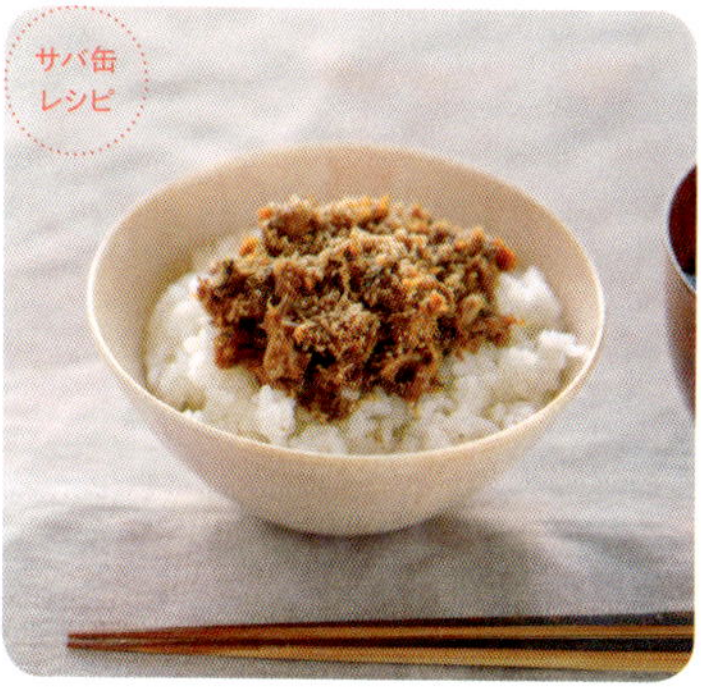

主菜 《授かり栄養》鉄、カルシウム

とにかく簡単! 酢の酸味は全くなし

サバ缶のソフトふりかけ

ポイント サバ×ごま×酢のトリプルプレイ!この組み合わせで、鉄もカルシウムも吸収率がアップ!

【材料】 作りやすい分量
サバ缶(味噌煮)……1缶
酢……小さじ1
すりごま……適量

【作り方】
1. サバ缶(汁ごと)、酢をフライパンに入れ、サバをほぐしながら汁気がなくなるまで火にかける。
2. すりごまを混ぜ合わせる。

主 菜　《授かり栄養》カルシウム、オメガ3脂肪酸

パスタの具にしてもおいしい

サバ缶のレモン醤油炒め

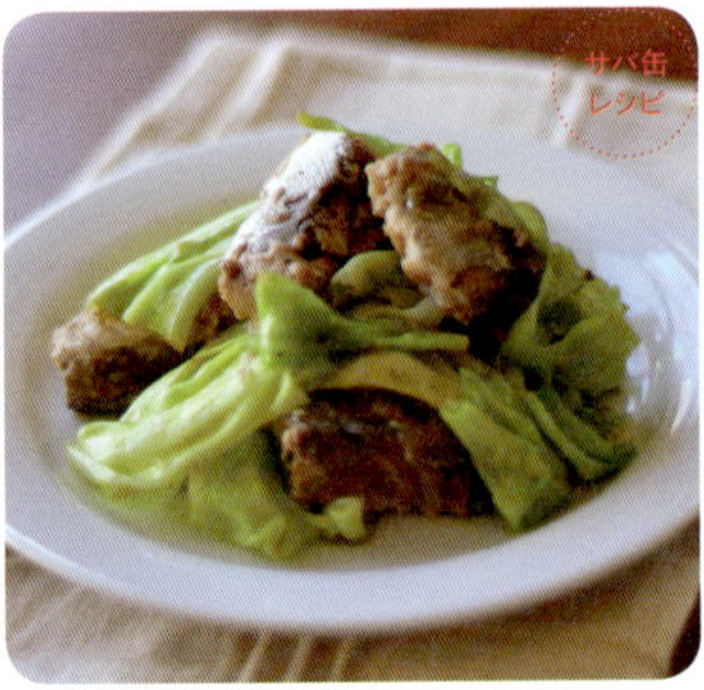

【材料】 2人分
サバ缶（水煮）……1缶（190g）
キャベツ……3枚
ニンニク……1かけ
レモン汁、醤油……各小さじ2
オリーブ油……大さじ1

【作り方】
1 キャベツは食べやすい大きさに切り、ニンニクは薄切りにする。
2 フライパンにオリーブ油と①を入れ、キャベツが軽くしんなりするまで炒める。
3 サバ缶を缶汁ごと、レモン汁と醤油も入れ、サバを食べやすい大きさに崩しながら炒め合わせる。

ポイント　缶詰だと骨まで食べられるので、生のサバと比べるとカルシウム量は40倍以上！オメガ3脂肪酸の量も缶詰の方が多い。

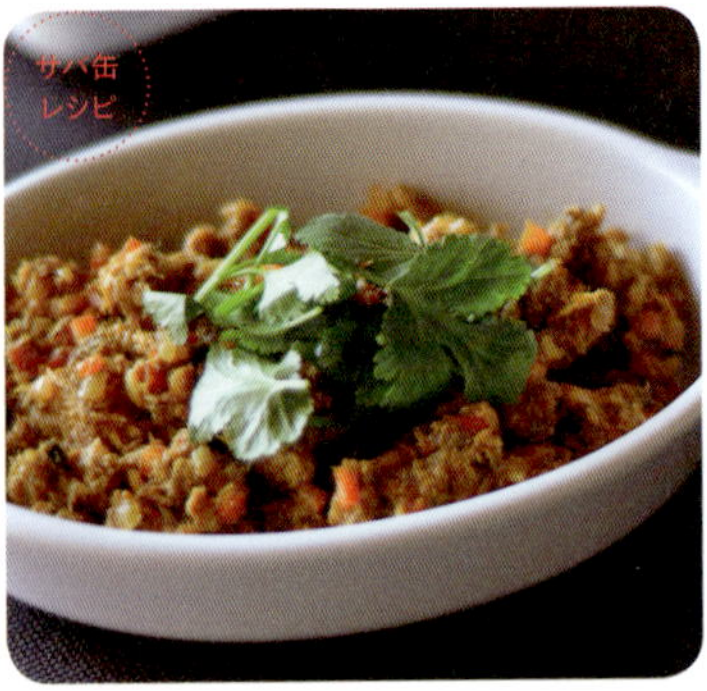

主 菜　《授かり栄養》オメガ3脂肪酸、食物繊維

ごはんにもパンにもぴったり

サバ缶でドライカレー

ポイント　「野菜の皮はむかない」で、栄養バランスを上げる。食物繊維が期待できないサバに、繊維の多い野菜を組み合わせてバランスアップ。ニンジンや生姜は皮をむかないで使おう。

【材料】 2人分
サバ缶（水煮）……1缶（190g）
タマネギ……1/2個　ニンジン……3cm
ニンニク、生姜……各1かけ
Ⓐ カレー粉、ウスターソース、ケチャップ、醤油、酒……各大さじ1
塩、こしょう……適量　オリーブ油……適量

【作り方】
1 タマネギとニンジン、ニンニク、生姜はみじん切りにする。
2 オリーブ油を熱したフライパンで①を炒めたらサバを缶汁ごと入れ、ヘラでサバの身をこまかくほぐす。
3 Ⓐを加えて炒め合わせ、味をみて塩、こしょうで味を調える。

主 菜 《授かり栄養》カルシウム、ビタミンD

混ぜるだけ!

サバ缶のリエット風

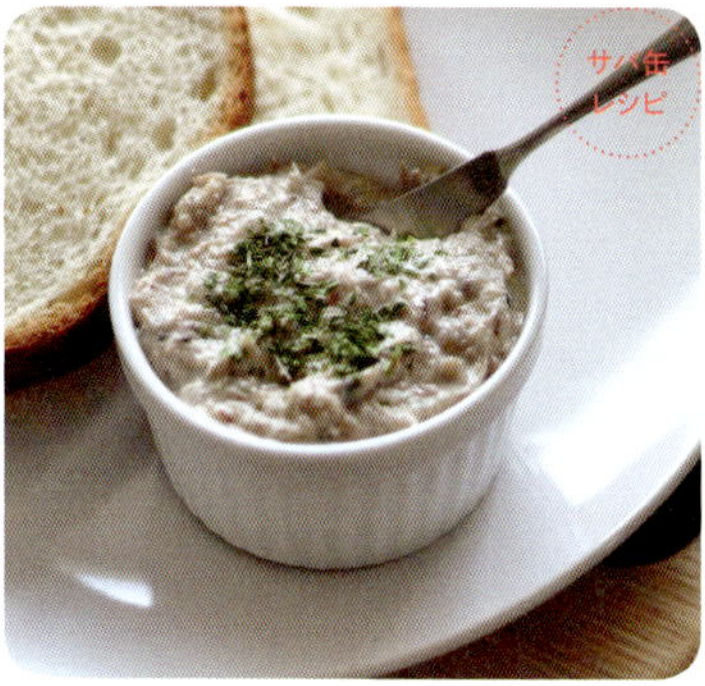

【材料】 作りやすい分量
サバ缶（水煮）……1缶（190g）
ヨーグルト……大さじ4
おろしニンニク……少々

【作り方】
1. サバ缶は缶汁は残し、身だけボールに入れる。
2. ヨーグルトとおろしニンニクを加え、スプーンでつぶしながら混ぜる。
3. 味をみて、必要であれば塩（分量外）を加える。

ポイント
牛乳の2倍のカルシウムがとれるメニュー。カルシウムの吸収を高めるビタミンDもサバには多い。

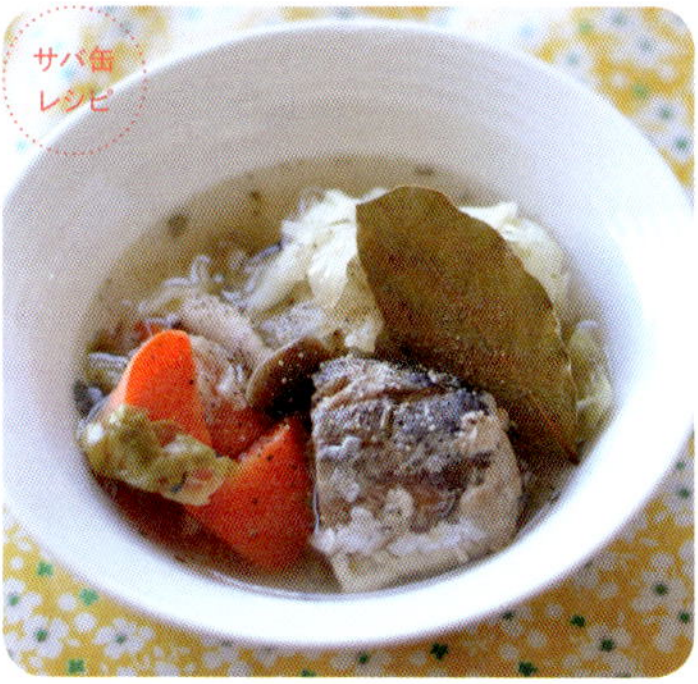

汁 物 《授かり栄養》オメガ3脂肪酸、ベータカロテン

出汁が効いているのでコンソメいらず

サバ缶ポトフ

ポイント
酸化されやすいオメガ3脂肪酸は、抗酸化力の高いニンジンのベータカロテンなどと合わせて摂るとよし。

【材料】 作りやすい分量
サバ缶（水煮）……1缶（190g）
キャベツ……6枚　　ニンジン……1/2本
タマネギ……1/2個　　水……800ml
ローリエ……2枚　　塩、こしょう……適量
乾燥ハーブ（タイムやセージ、オレガノなど）……適量

【作り方】
1. キャベツはざく切り、ニンジンは乱切り、タマネギはくし切りにする。
2. 水、ローリエを入れた鍋に①とサバ缶の缶汁を入れ、野菜がやわらかくなるまで火を通す。
3. サバ、乾燥ハーブを入れてひと煮立ちさせ、塩、こしょうで味を調える。

腸活レシピ

腸の健康には、食物繊維の種類にもこだわりましょう！
腸内環境をととのえる水溶性食物繊維や発酵食品、
オリゴ糖が効率よく摂れるレシピを集めました。

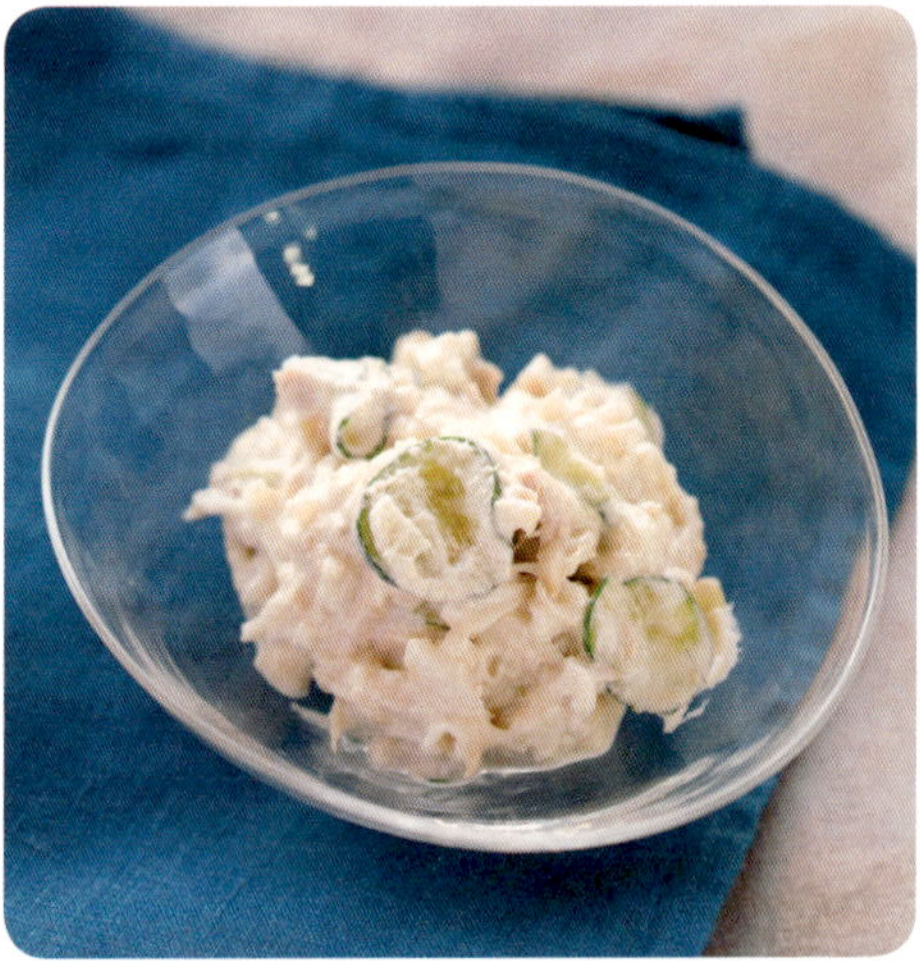

副菜　《授かり栄養》水溶性食物繊維、乳酸菌

漬けておけば完成

切り干し大根のヨーグルトサラダ

＼ポイント／

切り干し大根の水溶性食物繊維を失わないよう、ヨーグルトで戻して。発酵食品との組み合わせで、より腸活に。

【材料】 作りやすい分量

切り干し大根……25ｇ
ヨーグルト……200g
ツナ缶（油漬け）……1缶
キュウリ……1/2本
塩、こしょう……少々

【作り方】

1. ボールに切り干し大根と薄切りにしたキュウリを入れ、ヨーグルトと混ぜる。
2. 1時間以上置いておき、ツナ缶をオイルごと入れ、塩、こしょうで味を調える。

副 菜　《授かり栄養》水溶性食物繊維、酢酸

パンにも合う

ゴボウのイタリアンきんぴら

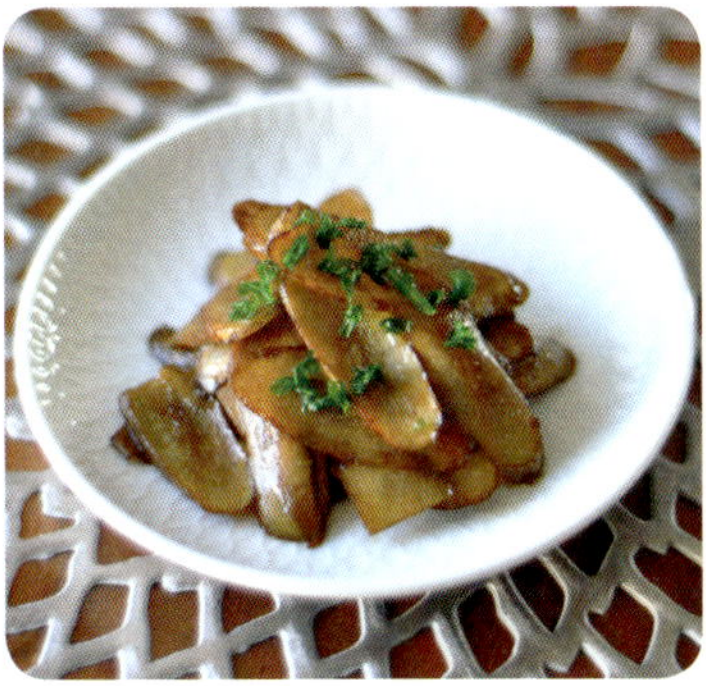

【材料】 2人分

ゴボウ……1/2本

Ⓐ 醤油、バルサミコ酢、水……各小さじ1
　コンソメ……少々

オリーブ油……適量

【作り方】

1. ゴボウはななめ薄切りにする。
2. オリーブ油を熱したフライパンで①を炒めたら火を止め（調味料の跳ね防止）、Ⓐを入れて汁気がほとんどなくなるまで炒め合わせる。

ポイント

ゴボウは腸活のために積極的に食べたい。水溶性食物繊維の多いゴボウとバルサミコ酢で、主食の血糖値対策にも！

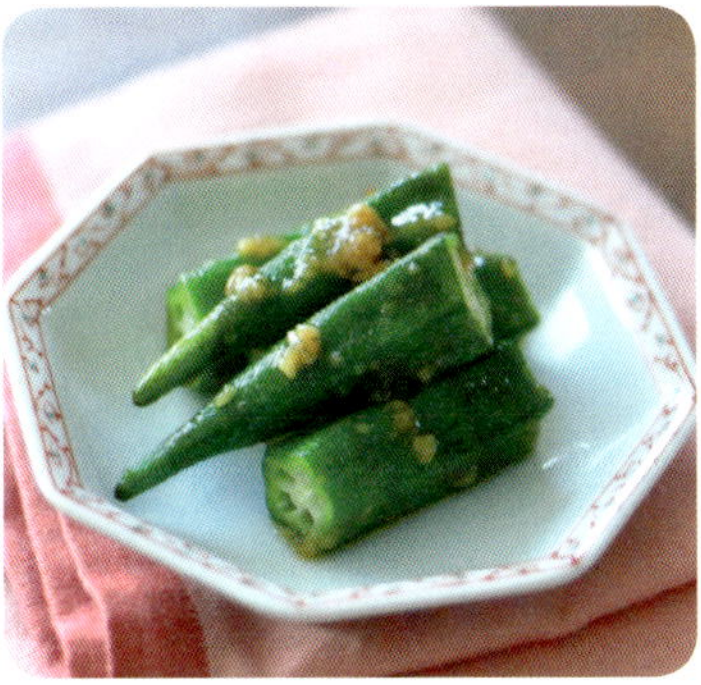

副 菜　《授かり栄養》水溶性食物繊維、オリゴ糖

2分で副菜!

レンチンオクラの味噌だれ和え

ポイント

電子レンジ加熱なら、オクラの水溶性食物繊維が溶けださない。オリゴ糖を含むはちみつでたれを作って、腸に相乗効果。

【材料】 2人分

オクラ……8本

味噌、はちみつ……各小さじ2

【作り方】

1. オクラはヘタを切って2等分にする。耐熱容器に入れてラップをし、600Wの電子レンジに約40秒かける。
2. 別の容器に味噌とはちみつを混ぜ合わせ、①を入れて和える。

副 菜　《授かり栄養》不溶性食物繊維、乳酸菌

適当に作ってもおいしい!

キクラゲのキムチ和え

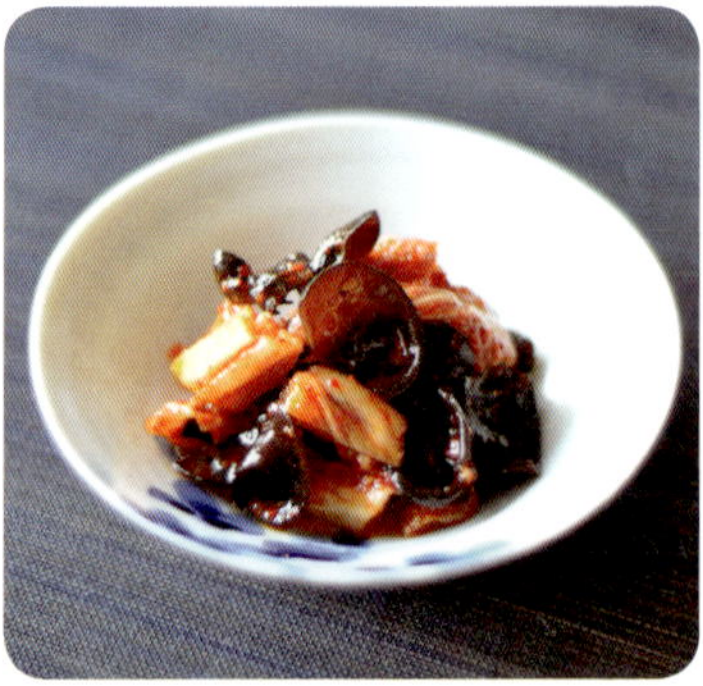

【材料】 ２人分
キクラゲ（乾燥）、キムチ、ごま油……各適量
醤油……少々

【作り方】
❶キクラゲは水で戻し、食べやすい大きさに切る。
❷キムチとごま油、醤油で和える。

ポイント
キムチは賞味期限近くになるほど乳酸菌が増えるので、酸味が苦手でなければ賞味期限近くのもので。キクラゲには水溶性食物繊維は含まれないが、不溶性食物繊維は多い。

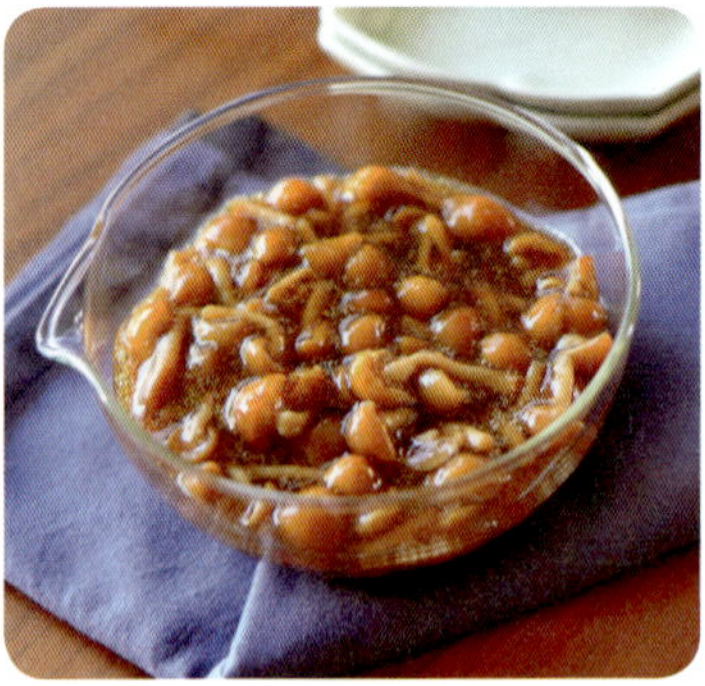

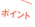

副 菜　《授かり栄養》水溶性食物繊維、葉酸

味噌汁以外の簡単な食べ方!

ナメコの佃煮

ポイント
ナメコは洗いすぎないのがポイント。ナメコは水溶性食物繊維が多いが、洗うと量が減ってしまうので、洗う場合はさっと。意外にも葉酸も多い食材。

【材料】 作りやすい分量
ナメコ……1袋
醤油、みりん……各小さじ2

【作り方】
❶鍋に材料を入れ、火にかける。
❷泡立ち、ひと煮立ちしたら火を止める。
※最初は水分が少ないが、加熱をすると水分が出てくる。

汁物　《授かり栄養》不溶性食物繊維、ビタミンC

冷めにくいので温活にも

レンコンのとろとろスープ

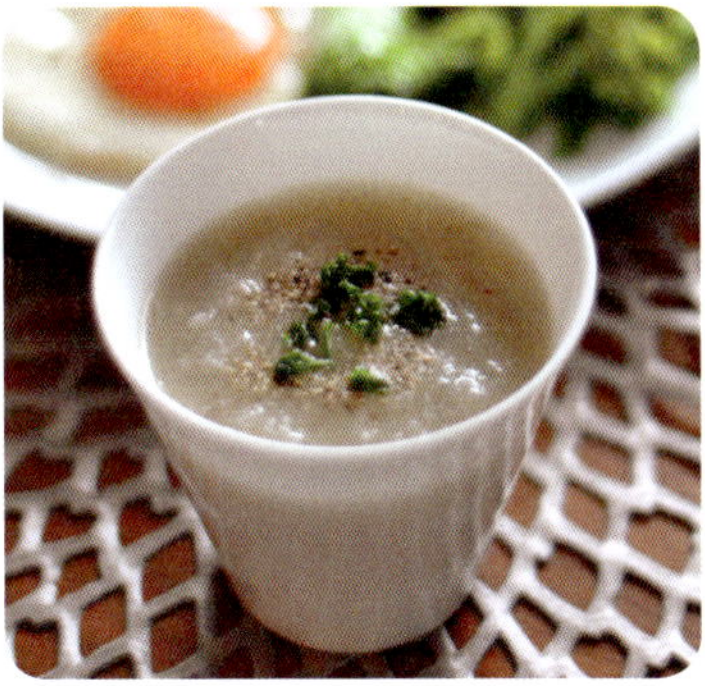

【材料】 2人分
レンコン……150g　ニンニク……1/2かけ
水……300ml　コンソメ……小さじ1
塩、こしょう……適量　オリーブ油……大さじ1

【作り方】
1. 鍋にみじん切りにしたニンニクとオリーブ油を入れ、火にかける。
2. ニンニクの香りが出てきたら水を入れて火を止め、鍋の上からレンコンを皮付きのまますりおろす。
3. 火をつけ、コンソメを入れてひと煮立ちしたら、塩、こしょうで味を調える。

ポイント
不溶性×水溶性の組み合わせ。不溶性食物繊維の多いレンコンに、水溶性食物繊維の多いニンニクを合わせて。レンコンのビタミンCは加熱しても失われにくいのも特長。

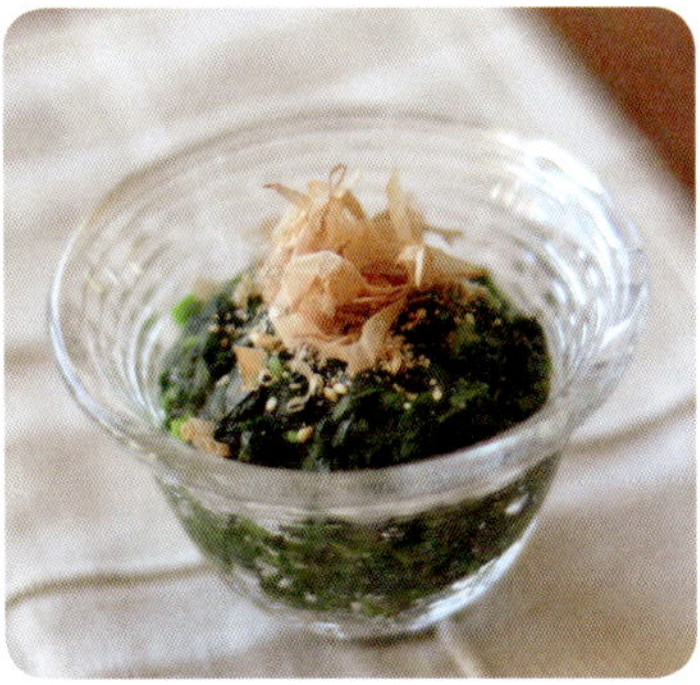

副菜　《授かり栄養》水溶性食物繊維、ビタミンE

ネバネバを出すには、調理のポイントが

モロヘイヤのお浸し

ポイント
モロヘイヤの水溶性食物繊維を減らさないよう、ゆでたあとはざるにあげずに、そのまま刻む。これによりネバネバも出やすくなる。モロヘイヤのビタミンEは油に溶けるため、ごまを合わせて。

【材料】 2人分
モロヘイヤ……適量
鰹節、すりごま、醤油……各適量

【作り方】
1. モロヘイヤは茎から枝と葉だけをとり、さっとゆでる。
2. ざるにあげず、鍋からそのままモロヘイヤをまな板の上におき、ネバネバが出るまで包丁で細かく切ってたたく（水気がないとネバネバ感が出にくくなる）。
3. 器に盛り、鰹節、すりごま、醤油をかける。

副 菜　《授かり栄養》不溶性食物繊維、カルシウム

ポテサラみたい!?

おからサラダ

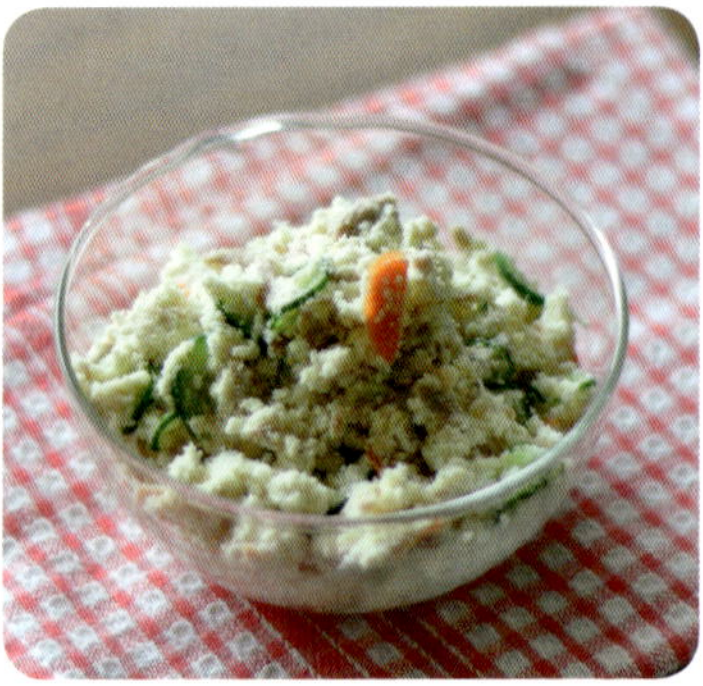

【材料】 作りやすい分量

おから……150g　　ツナ缶（油漬け）……1缶

キュウリ……1/2本　　ニンジン……2cm

Ⓐ マヨネーズ……大さじ3　　酢……大さじ1

　マスタード……小さじ1　　塩、こしょう……適量

【作り方】

1. おからは耐熱容器に入れてラップをし、600Wの電子レンジで約1分半加熱する。
2. キュウリは小口切り（端から輪切り）にし、手で握ってギュッと絞る（少し水分が出ればOK。しなっと塩もみしたかんじになる）。ニンジンは薄いいちょう切りにし、ラップに包んで600Wの電子レンジで約20秒加熱する。
3. 熱いうちに①と②、Ⓐ、ツナ缶をオイルごと入れ、混ぜ合わせる。

ポイント

おからは不溶性食物繊維の代表食材。不溶性食物繊維は便をつくるだけでなく、有害物質を吸着し、一緒に排泄する作用も。おからはカルシウムも多く含む。

教えて！
長有里子先生！

授かり体質を作るコツ

サツマイモの3つの秘密!?

　サツマイモは、ビタミンEやビタミンCが多く含まれています。たとえば、サツマイモ1本あたりのビタミンC含有量はレモン（1個）のなんと約1.5倍！　熱に弱い性質があるビタミンCですが、サツマイモの場合は、デンプン質がビタミンCを保護するため加熱しても壊れにくい利点もあります。

　また、サツマイモの皮には食物繊維の他、鉄やカルシウム、マグネシウム、カリウムといったさまざまな栄養素がたっぷり。

　とくに皮の紫色にはポリフェノールの一種のアントシアニンが含まれているため、抗酸化作用も期待できます。

　さらに、サツマイモのスペシャルな成分として、切るときにしみ出る白い液体「ヤラピン」があります。腸のぜん動運動を促進し、便通を改善してくれますよ。

間食 《授かり栄養》水溶性食物繊維、鉄

煮るとしっとりジューシーに

プルーンの赤ワイン煮

【材料】 作りやすい分量
プルーン……1袋
赤ワイン……適量（レシピ参照）

【作り方】
1. 鍋にプルーンを入れ、プルーンにかぶるくらいまで赤ワインを注ぐ。
2. 中火にかけ、赤ワインの分量が1/3くらいに煮詰まったら火を止める。

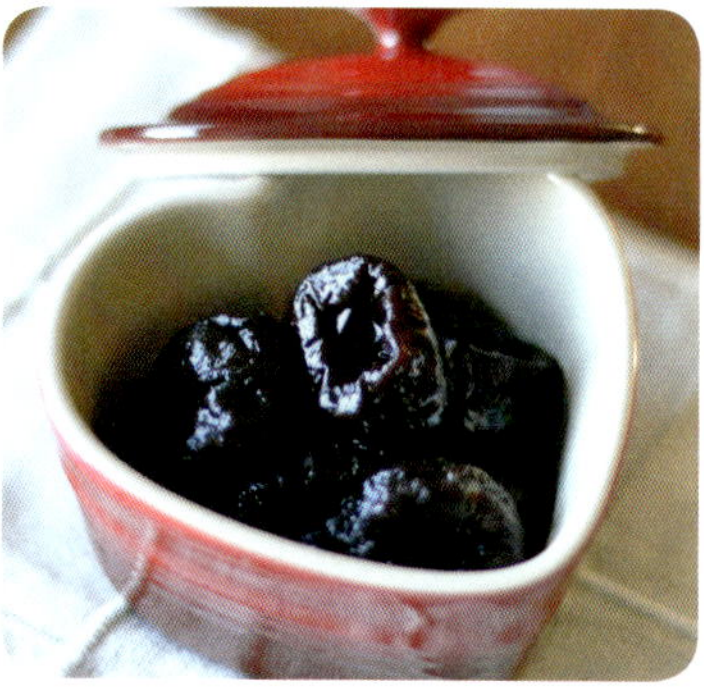

ポイント
プルーンは鉄だけでなく、水溶性食物繊維も多い。プルーンの鉄はワインと組み合わせると吸収率アップ。

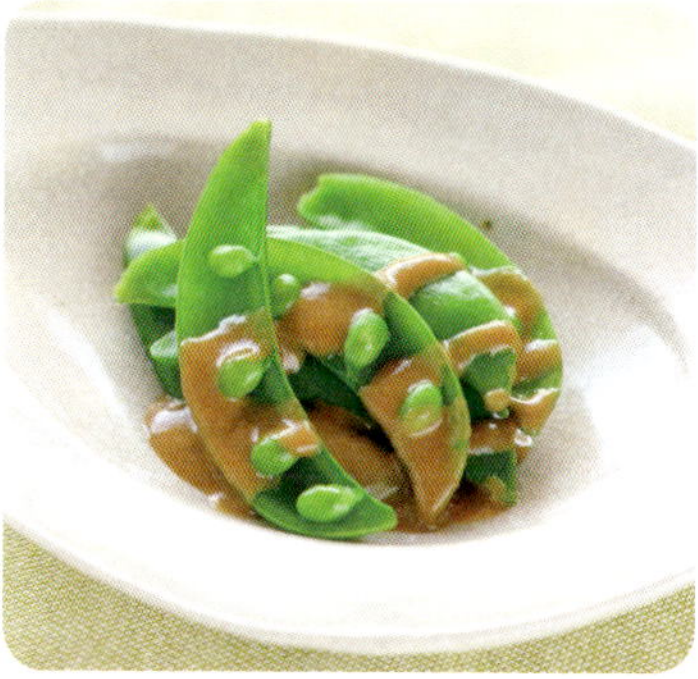

副菜 《授かり栄養》水溶性食物繊維、葉酸

万能ごまだれで

スナップエンドウのごまだれかけ

ポイント
ごまは水溶性含め、食物繊維が多い食材。粒状だと吸収率が低いが、ごまペーストだと吸収されやすい。葉酸もキャベツの2倍ほど含まれるので、緑色の濃い野菜と合わせると葉酸も効率よく摂れる。

【材料】 2人分
スナップエンドウ……12個
Ⓐ 練りごま……小さじ2
Ⓐ 醤油、酢、ごま油……各小さじ1
Ⓐ 砂糖……小さじ1/2

【作り方】
1. スナップエンドウは筋をとる。耐熱容器に入れてラップをし、600Wの電子レンジで約1分加熱をする。
2. 器に盛り、Ⓐを合わせたものをかける。

副 菜　《授かり栄養》水溶性食物繊維、オリゴ糖

酢の効果で発色鮮やか!

紫タマネギのマリネ

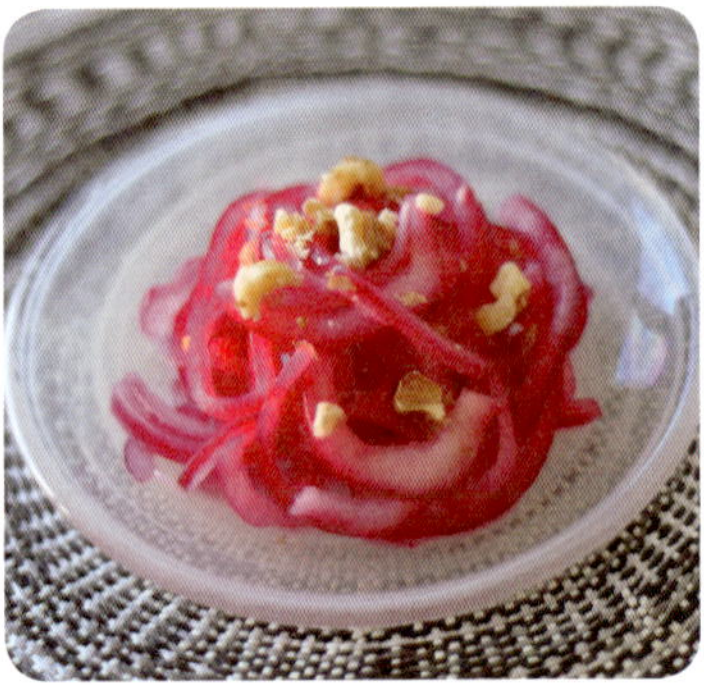

【材料】 作りやすい分量
紫タマネギ……1個　　クルミ……適量
《マリネ液》
酢……大さじ5　　はちみつ……小さじ2
塩……小さじ1/3

【作り方】
❶紫タマネギを薄切りにする。
❷耐熱容器にマリネ液の材料を合わせ、①を入れ、ラップをして600Wの電子レンジで約2分加熱する。粗熱をとり、冷蔵庫で冷やす。
❸器に盛り、手で割ったクルミをトッピングする。

ポイント
タマネギは水溶性食物繊維もオリゴ糖も含む日常的に使いやすい食品。マリネ液は同じく、オリゴ糖を含むはちみつで。食物繊維の流出を避けるためにマリネ液は少量にしてある。汁もサラダにかけたりして使って。

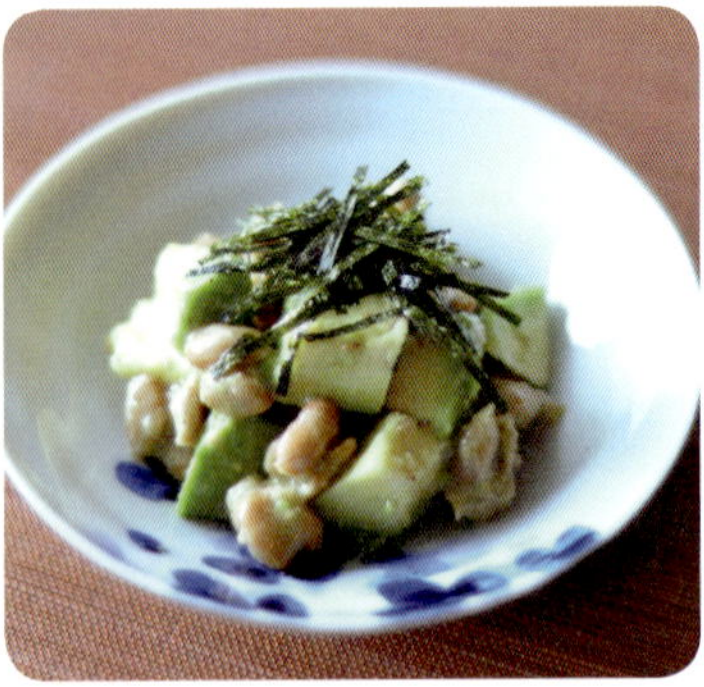

副 菜　《授かり栄養》水溶性食物繊維、納豆菌

ノリで包んでもおいしい

納豆とアボカドのナムル

ポイント
納豆もアボカドも水溶性食物繊維を効率よく摂れるおすすめ食材。また納豆菌には、乳酸菌やビフィズス菌を増やす動きがある。

【材料】 2人分
納豆……1パック　　アボカド……1/2個
Ⓐ レモン汁、ごま油……各小さじ1
　すりごま……小さじ2
　塩……小さじ1/4
刻みノリ……適量

【作り方】
❶アボカドは1㎝角に切る。
❷①と納豆をⒶで和え、器に盛って刻みノリをかける。

副菜 《授かり栄養》水溶性食物繊維、オリゴ糖

押し麦はすぐに火が通るから使いやすい

押し麦スープ

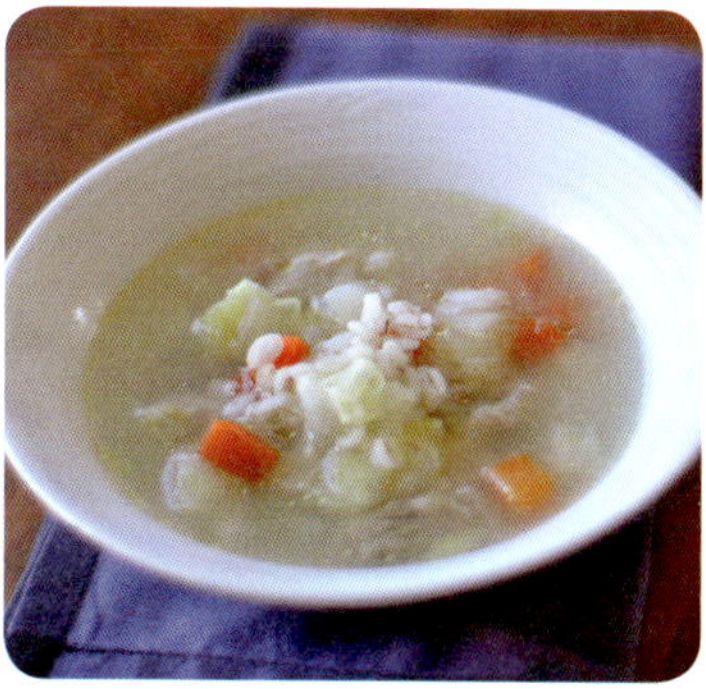

【材料】 2人分

押し麦……大さじ3　タマネギ……1/4個
ニンジン……3cm　キャベツ……1枚
鶏もも肉……80g　水……2カップ
塩、こしょう……適量　オリーブ油……適量

【作り方】

❶タマネギ、ニンジン、キャベツは1cm角に切る。鶏肉は3cm角に切る。
❷オリーブ油を熱した鍋で野菜を炒め、水、押し麦、鶏肉を入れ、フタをして約10分火を通す。
❸塩、こしょうで味を調える。

ポイント
押し麦は水溶性食物繊維の量がだんとつ！ 不溶性食物繊維より水溶性食物繊維の方を多く含む、貴重な食材！

ポイント
具の里芋はレンチン加熱、ソースの里芋は生ですりおろして、水溶性食物繊維をのがさない！

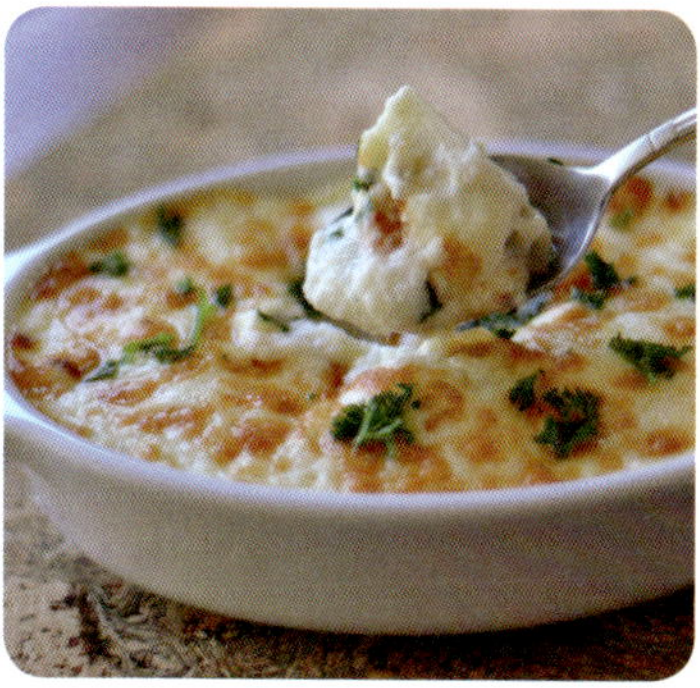

副菜 《授かり栄養》水溶性食物繊維、カルシウム

具は里芋、ソースも里芋

丸ごと里芋グラタン

【材料】 2人分

里芋……5個（250g）　塩……少々
ピザ用チーズ……適量
《里芋ホワイトソース》
里芋……2個（100g）　牛乳……1カップ
コンソメ……小さじ2/3　塩……小さじ1/2程度
こしょう……少々

【作り方】

❶里芋5個は洗って耐熱皿にのせ、水大さじ1をかけてラップをし、600Wの電子レンジで約5分加熱をする（竹串を刺してすっと通ればOK）。粗熱がとれたら皮を手でむき、食べやすい大きさに切る。
❷ホワイトソース用の里芋は皮をむき、牛乳とコンソメを入れた鍋の上からすりおろす。火をつけ、ブクブクと泡が出てとろみがついたら塩とこしょうで味を調える。
❸①を耐熱容器に入れて軽く塩を振り、②をかけ、ピザ用チーズをのせてトースターで焼き色がつくまで加熱する。

定番おかずを授かりメニューに!

おなじみの定番料理を少し工夫するだけで、
妊活仕様になります! 料理初心者、料理が苦手な方は、
まずここからトライしてみてはいかがでしょうか。

ポイント

シラスはビタミンDの宝庫！卵のビタミンDと合わせて、１日分の目安量をらくらくクリア。

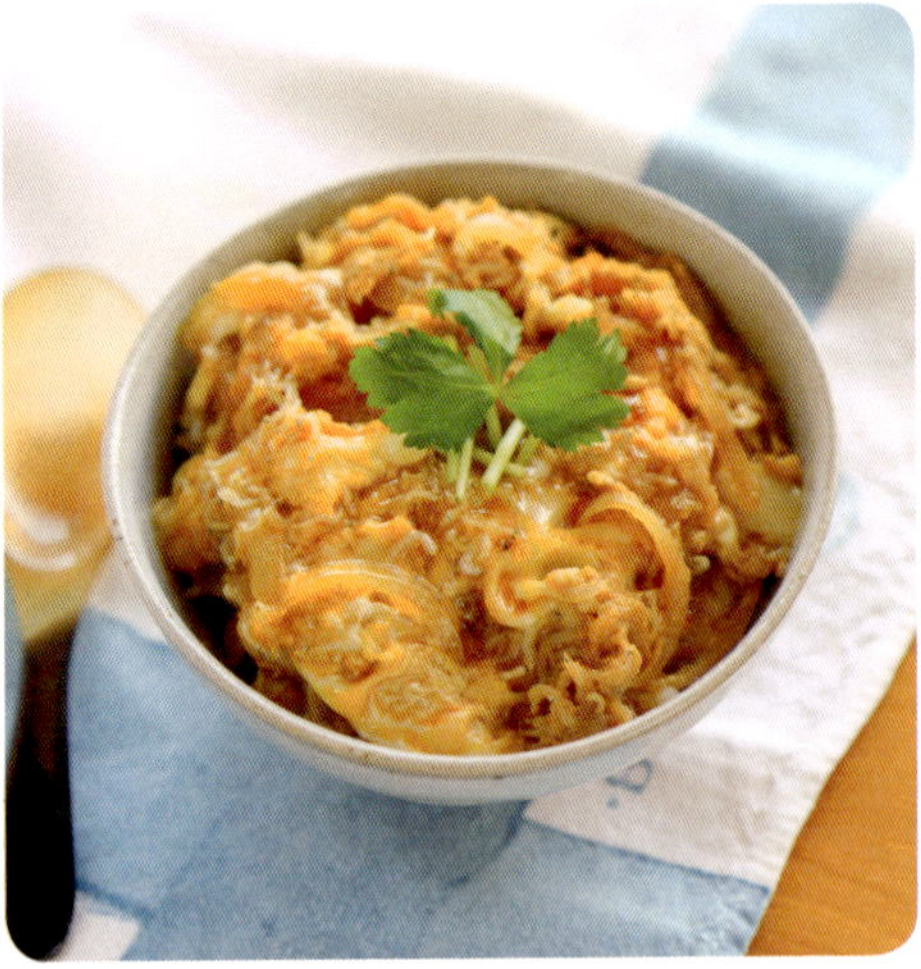

主食 《授かり栄養》ビタミンD

鶏肉の代わりにシラスで

親子丼

【材料】 ２人分
ごはん……適量
卵……3個
シラス……50g
タマネギ……1/2個
水……1/2カップ
Ⓐ 醤油……大さじ2
Ⓐ みりん……大さじ1/2
Ⓐ 砂糖……大さじ1
ミツバ……適量

【作り方】
1. タマネギは薄切りにする。
2. フライパンに①と水、Ⓐを入れて火をつけ、タマネギがしんなりするまで火を通す。
3. シラスを入れて混ぜ、溶き卵を回し入れる。
4. ご飯を盛った器に盛り、刻んだミツバをのせる。

主菜 《授かり栄養》葉酸

タマネギの代わりに長ネギで

生姜焼き

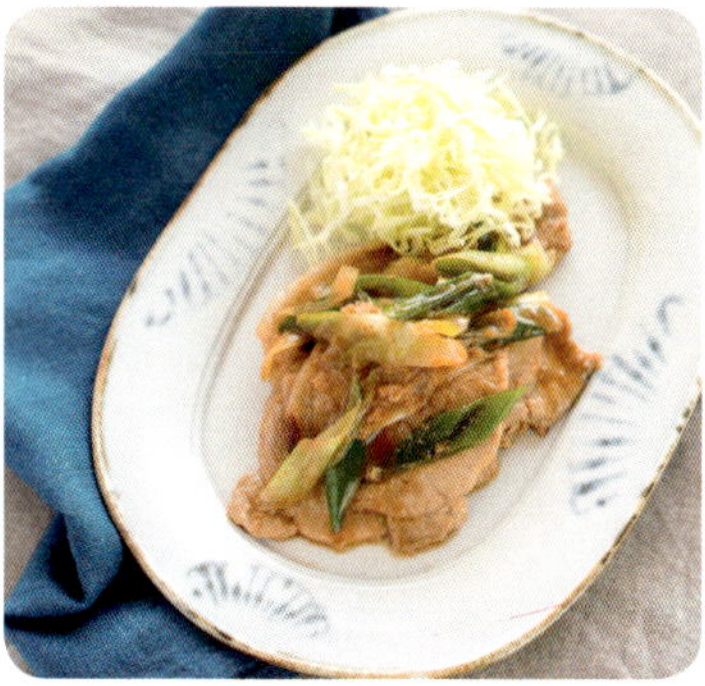

【材料】 2人分

豚薄切り肉……200g

長ネギ……1本　　生姜……1かけ

Ⓐ 酒……大さじ1
　 醤油……大さじ1.5

ごま油……大さじ1

【作り方】

①長ネギはななめ薄切りにする。生姜はすりおろす。

②ごま油を熱したフライパンで長ネギを炒めたら、一旦火を止め、豚肉を広げてのせる。

③火をつけ、豚肉に火が通ったら、おろし生姜とⒶを加えてからめる。

ポイント 長ネギはタマネギよりも葉酸が4.5倍も多く含まれる。

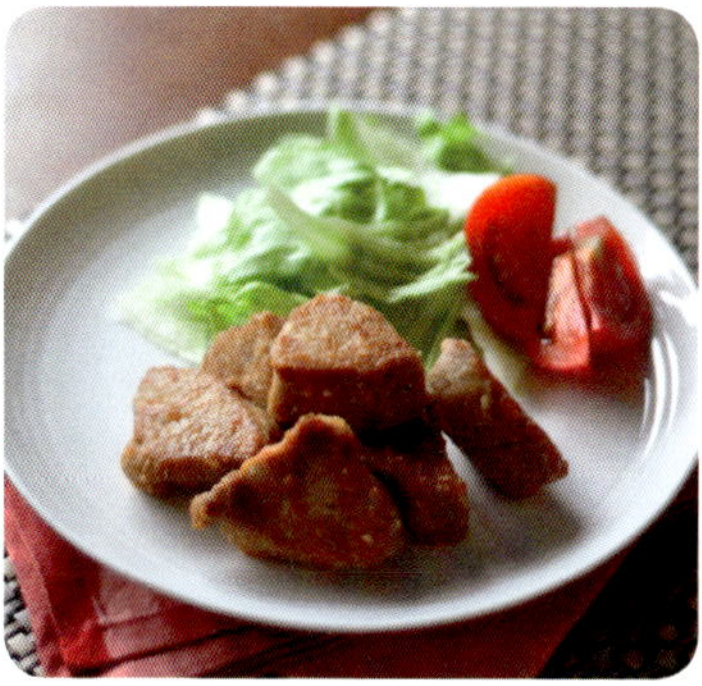

主菜 《授かり栄養》鉄

鶏の代わりにカツオで

から揚げ

ポイント 鉄が効率よく摂れるから揚げ。カツオの鉄の量は、マグロと同ランク。

【材料】 2人分

カツオの刺身……300g

Ⓐ 醤油、酒……各大さじ1
　 おろし生姜、おろしニンニク……各少々

片栗粉……適量　　ごま油……大さじ3～4

【作り方】

①カツオの刺身を一口大に切る。

②ポリ袋にⒶと①を入れてもむ。

③10分ほど置いておき、汁気がほとんどなくなったら、片栗粉と一緒に別のポリ袋に入れ、空気を入れて振り、片栗粉をまぶす。

④フライパンにごま油を熱し、③を揚げ焼きにする。

主 菜　《授かり栄養》葉酸

とろろの代わりにオクラで
山かけ

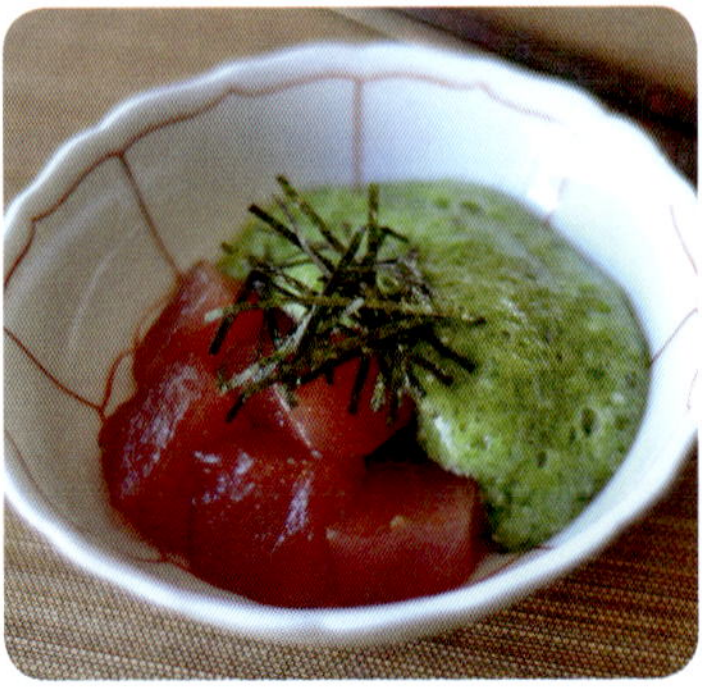

【材料】 2人分
まぐろ……1さく
Ⓐ 醤油……小さじ1
オクラ……8本　　水……80ml
刻みノリ、醤油、わさび……各適量

【作り方】
❶マグロは2㎝角に切り、Ⓐの醤油を合わせておく。
❷オクラはヘタを切り、2等分にする。
❸ミキサーまたはフードプロセッサーに②と水を入れ、攪拌する。
❹①と③を器に盛り、刻みノリをかける。お好みでわさびを添え、醤油をかけていただく。

ポイント
オクラは生で使って葉酸を丸ごと摂取！まぐろのビタミンB群と組み合わせて葉酸を有効活用。

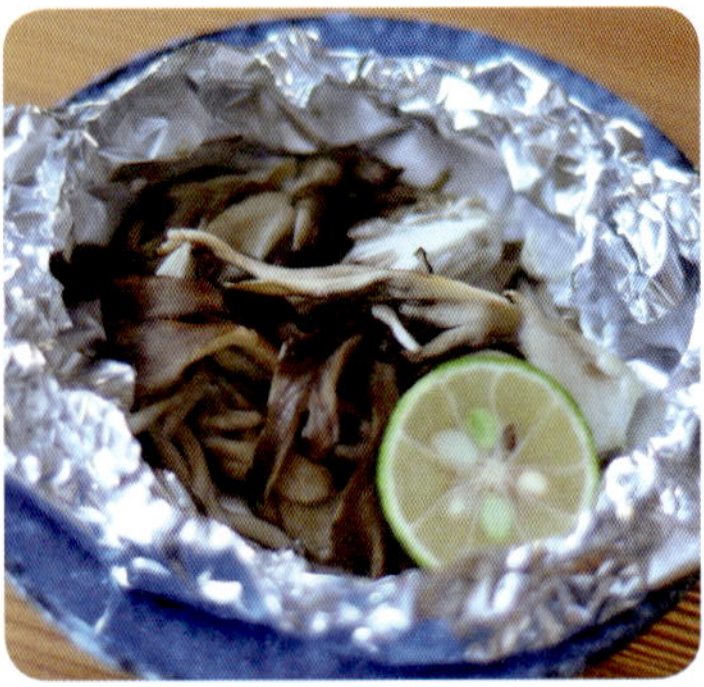

副 菜　《授かり栄養》ビタミンD

シイタケの代わりにマイタケで
ホイル焼き

ポイント
生シイタケよりもビタミンDを12倍含むマイタケにバターを合わせてビタミンDの吸収を高める。柑橘をかければ、ミネラルの吸収もアップ。

【材料】 2人分
マイタケ……2/3～1パック
バター……小さじ2　　塩……少々
あれば、レモンなどの柑橘……適量

【作り方】
❶マイタケは食べやすい大きさに分ける。
❷アルミホイルに①とバターを入れ、1000Wのトースターで7～8分焼く。
❸塩と、あれば柑橘をかけていただく。

副菜 《授かり栄養》食物繊維

豆腐の代わりにヨーグルトで

ヒジキの煮物白和え

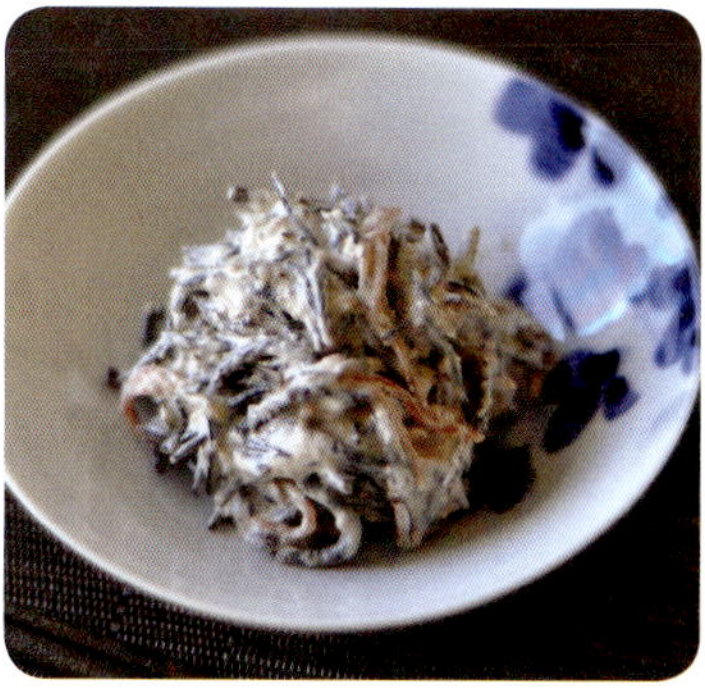

【材料】 2人分
ヒジキの煮物……1/2カップ分（約180g）
ヨーグルト……100g
すりごま　大さじ2

【作り方】
❶ヨーグルトは1時間ほど水切りをし、半量（50g程度）にする。
❷①とすりごま、ヒジキの煮物を和える。酸味が気になる場合は、砂糖（分量外）少々を加える。

ポイント
ヒジキの食物繊維量はキャベツの2倍！ヨーグルトの乳酸菌と合わせて腸活に。ちなみに、ヒジキのカルシウムは牛乳と同程度も含まれる。

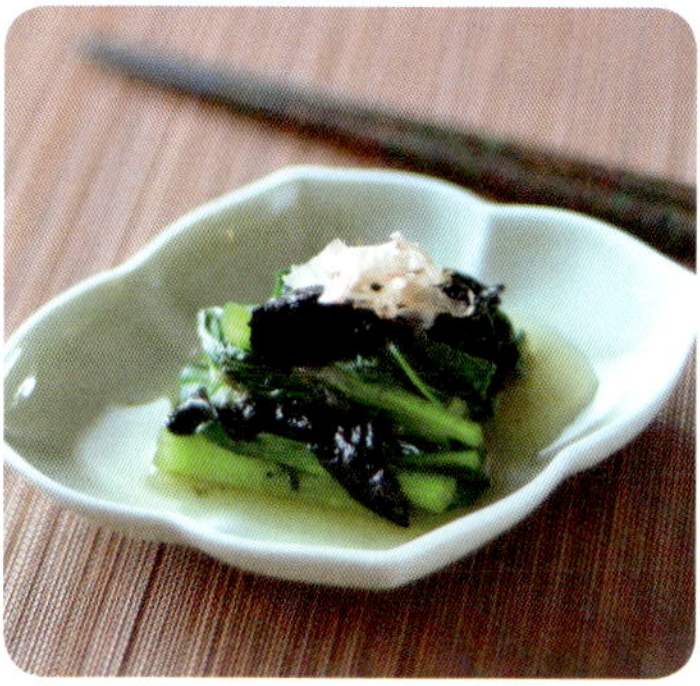

副菜 《授かり栄養》鉄

ホウレン草の代わりに小松菜で

おひたし

ポイント
意外にも小松菜はホウレン草よりも鉄が多い食材。約1.5倍多く含む。ノリは鉄、亜鉛、ビタミンEや葉酸、ベータカロテン、ビタミンB群が豊富な万能妊活食材。うまみ成分も多いので、おいしくなる。

【材料】 2人分
小松菜のお浸し（ご家庭のお浸しレシピで作ったもの）……適量
焼きノリ……適量

【作り方】
❶小松菜のお浸しに、ちぎった焼きノリを混ぜる。

主 食　《授かり栄養》亜鉛

ジャガイモの代わりにカシューナッツで

カレー

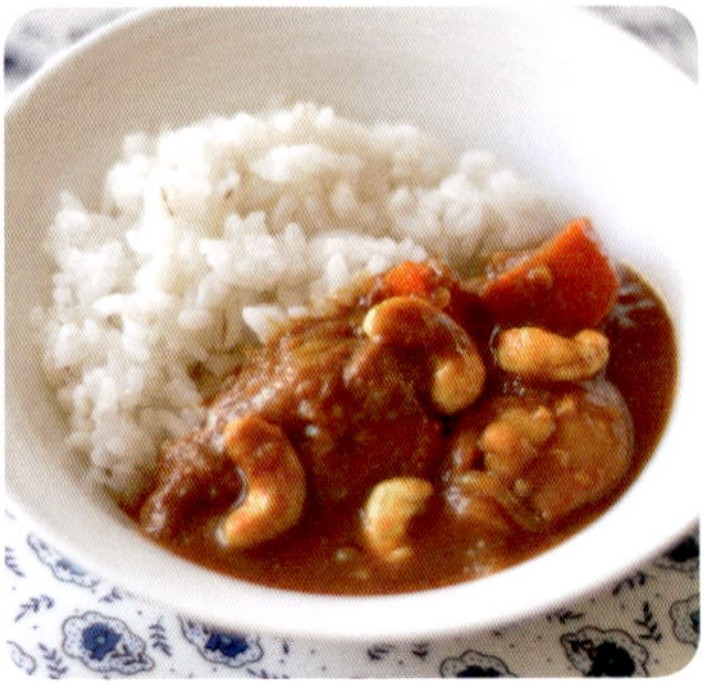

ポイント　血糖値を上げやすいジャガイモの代わりに、カシューナッツを。カシューナッツはナッツ類の中で亜鉛の量がトップクラス！

【材料】　２人分
ジャガイモ以外のカレーの材料
カシューナッツ（適量）

【作り方】
1. ジャガイモを入れずにカレーを作る。
2. カシューナッツはカレーが出来上がったら加えて混ぜる。

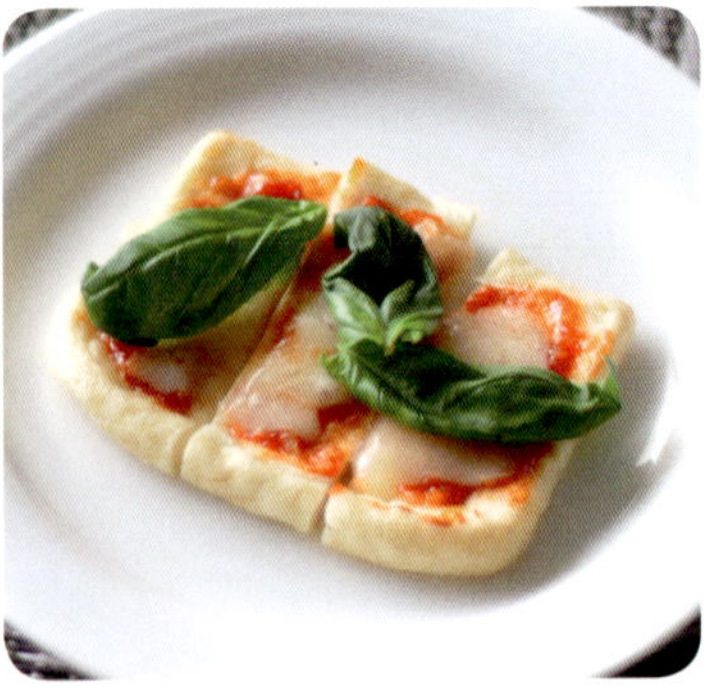

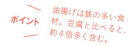

主 菜　《授かり栄養》鉄

ピザ生地を油揚げで

ピザ

ポイント　油揚げは鉄の多い食材。豆腐と比べると、約４倍多く含む。

【材料】　２人分
油揚げ……１枚　　ケチャップ……小さじ２
味噌……小さじ1/2　　ピザ用チーズ……適量
あれば、バジル……適量

【作り方】
1. 油揚げは６等分に切り、アルミホイルにのせる。
2. ケチャップと味噌を合わせたものを①にぬり、チーズをかけ、1000Wのトースターで約５分焼く。
3. 器に盛り、あればバジルをのせる。

主 菜 《授かり栄養》ビタミンE

ソースにキウイをプラスして
ポークソテー

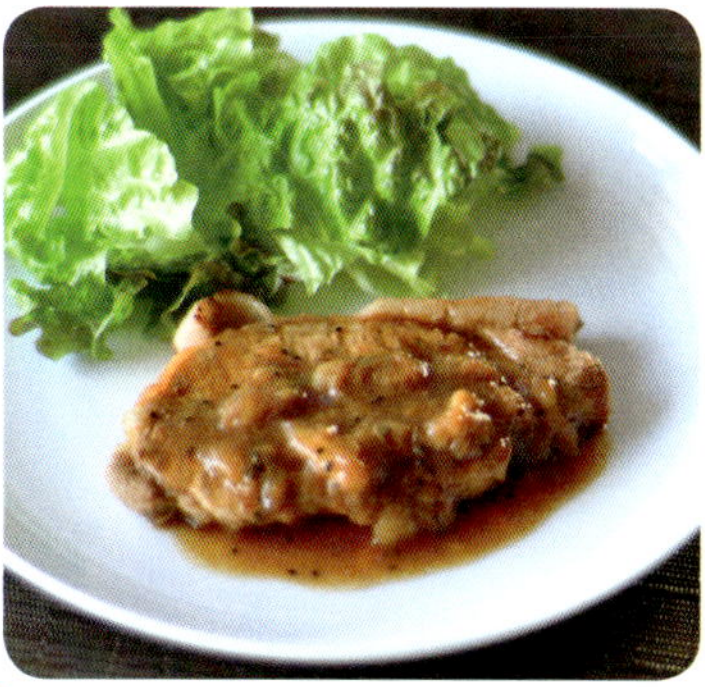

【材料】 2人分
豚ロース肉（トンカツ用）……2枚
グリーンキウイ……1個
醤油、酒……各大さじ1.5　オリーブ油……適量

【作り方】
1 豚肉は脂身と赤身の間に数本切れ目を入れ、筋切りをする。
2 ポリ袋に皮をむいたキウイを入れ、だいたいなめらかになるまで手でつぶす。醤油と酒を入れ、もむ。
3 ②に豚肉を入れてなじませ、10分ほどおいておく。
4 肉にからんだタレを手でぬぐい、オリーブ油を熱したフライパンで焼き、器に盛る（跳ねるようならフタをして焼く）。
5 タレをフライパンに入れて火を通し、肉にかける（タレは味をみて、酸味が強いようなら砂糖かはちみつ（分量外）を少し入れる）。

ポイント

ビタミンEが豊富なキウイをソースに。キウイの酵素で肉がやわらかくなり、酸味で豚肉の亜鉛の吸収もアップ。

教えて！長有里子先生！

授かり体質を作るコツ

トマトはいつ食べるといい？

トマトに豊富に含まれる「リコピン」は抗酸化作用が強く、その作用はビタミンEの100倍以上だといわれる授かり栄養素です。

このトマトを摂るなら朝食がおすすめです。「リコピン」は朝昼晩でいうと、朝が一番体内への吸収率が高いという研究報告があるのです。また、リコピンは生で食べるよりも加熱し、オリーブ油など油と組み合わせることでさらに吸収率がアップします。そこで1つご提案！　カレーを作るときはトマトを入れて作り、夕食だけでなく、翌日の朝食でも食べるというのはどうでしょうか？　忙しい朝に抗酸化作用の強いリコピンが効果的に摂れます。

ちなみに、P.64で紹介のチリビーンズスープも、朝食がおすすめです。

主 菜　《授かり栄養》葉酸

プレーンオムレツではなく納豆を入れて

オムレツ

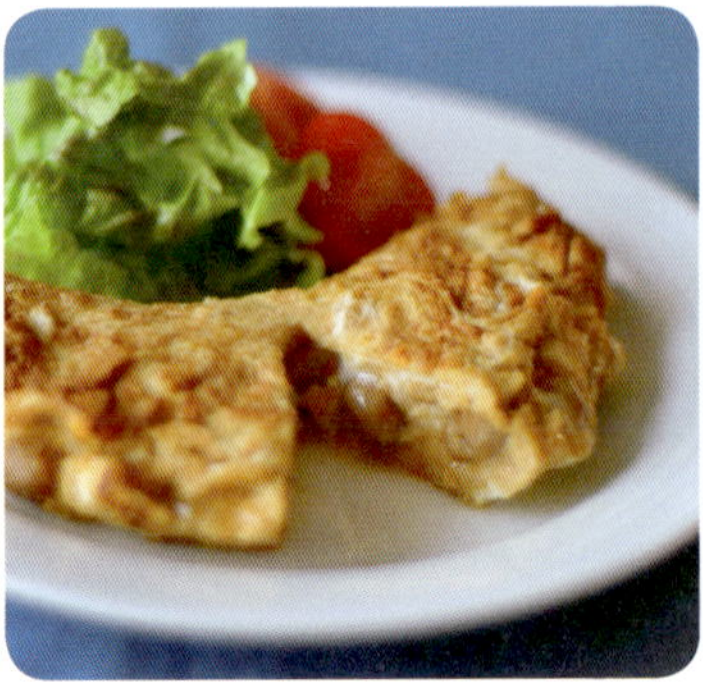

【材料】 2人分

卵……3個　納豆……1パック

醤油……小さじ2　牛乳……大さじ1

オリーブ油……適量

【作り方】

❶ボールに納豆を入れ、軽くほぐす（卵を入れた後だとほぐれにくい）。

❷卵を割り入れ、醤油、牛乳を加えて混ぜ合わせる。

❸オリーブ油を熱したフライパンに②を流し入れ、オムレツを作る。

ポイント　納豆は葉酸食材。ビタミンB群を含む卵との相性も◎。

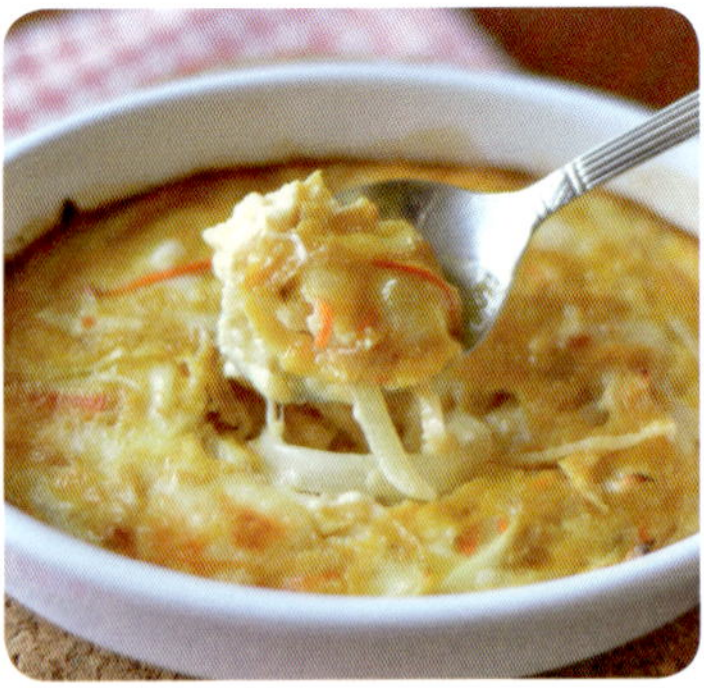

主 菜　《授かり栄養》食物繊維

切り干し大根の煮物で

キッシュ

ポイント　切り干し大根は繊維食材。水溶性食物繊維も豊富なので、自宅で煮物を作るときは戻し汁も使って作るのがおすすめ。

【材料】 2人分

切り干し大根の煮物……80g　タマネギ……1/4個

卵……2個　スライスチーズ……2枚

ヨーグルト……大さじ1　塩、こしょう……少々

オリーブ油……適量

【作り方】

❶タマネギは薄切りにする。

❷オリーブ油を熱したフライパンでタマネギを炒めたら切り干し大根の煮物を入れ、炒め合わせる。

❸フライパンのまま置いておいて粗熱をとり、卵、ちぎったスライスチーズ、ヨーグルト、塩、こしょうを入れ、混ぜ合わせる。

❹耐熱容器に移し、トースターで火が通るまで焼く。

主 菜 《授かり栄養》カルシウム

ヒジキをプラスして
ハンバーグ

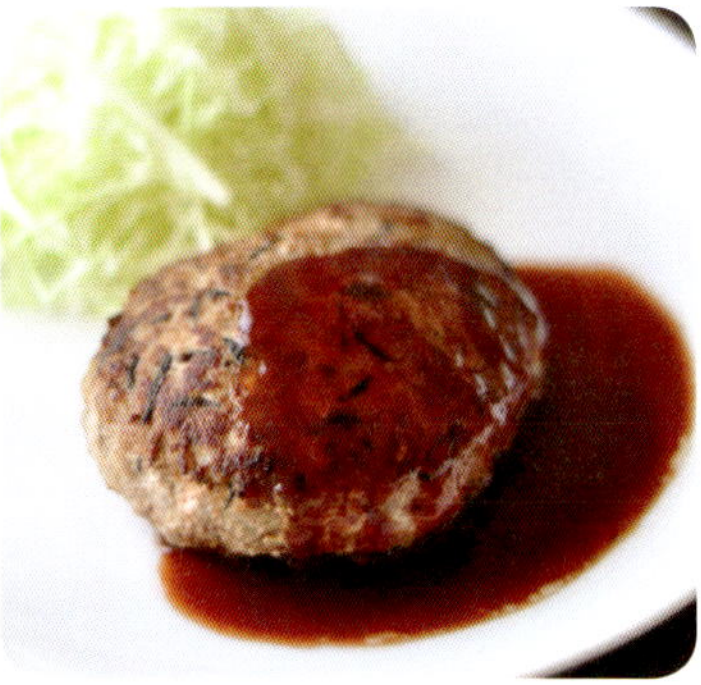

【材料】 2人分
ご家庭のハンバーグの材料……適量
芽ヒジキ……量は作り方参照

【作り方】
①ひき肉100gに対して芽ヒジキ大さじ1/2を戻して入れる（水戻し後であれば約30g）。

ポイント
ヒジキはカルシウムやベータカロテン、食物繊維などが豊富なので、これらをほとんど含まない肉と合わせれば、栄養が高まる。

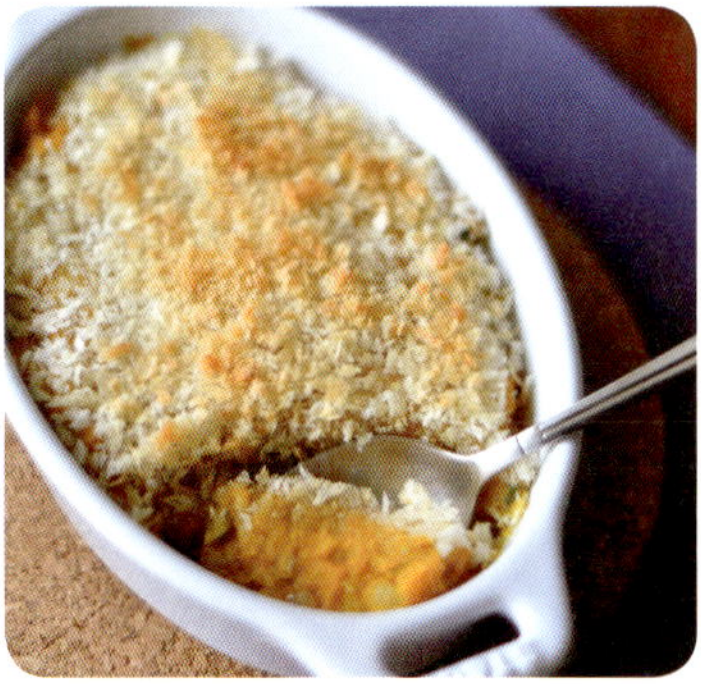

副 菜 《授かり栄養》ベータカロテン

ジャガイモの代わりにカボチャで
コロッケ
（スコップコロッケ）

ポイント
ビタミンACE（エース）食材のカボチャをメインにして、抗酸化力アップ！

【材料】 作りやすい分量
カボチャ……1/4個（約360g）
合いびき肉……80g　タマネギ……1/4個
塩、こしょう……適量　パン粉……適量
オリーブ油……適量　お好みで、ソース……適量

【作り方】
①カボチャは皮をむき、一口大に切る（皮むきはだいたいでOK）。耐熱容器に入れてふんわりラップをし、600Wの電子レンジで約6分加熱し、つぶす。
②タマネギをみじん切りにし、オリーブ油を熱したフライパンで炒め、しんなりしたらひき肉を入れて炒め合わせる。
③①と②を混ぜ合わせ、塩、こしょうで味を調える。
④耐熱容器に③を入れてパン粉をかけ、オリーブ油を全体にかけ、トースターで焼き色をつける。
⑤お好みで、ソースをかけていただく。

主 菜　《授かり栄養》オメガ3脂肪酸

肉の代わりにサケで

麻婆豆腐

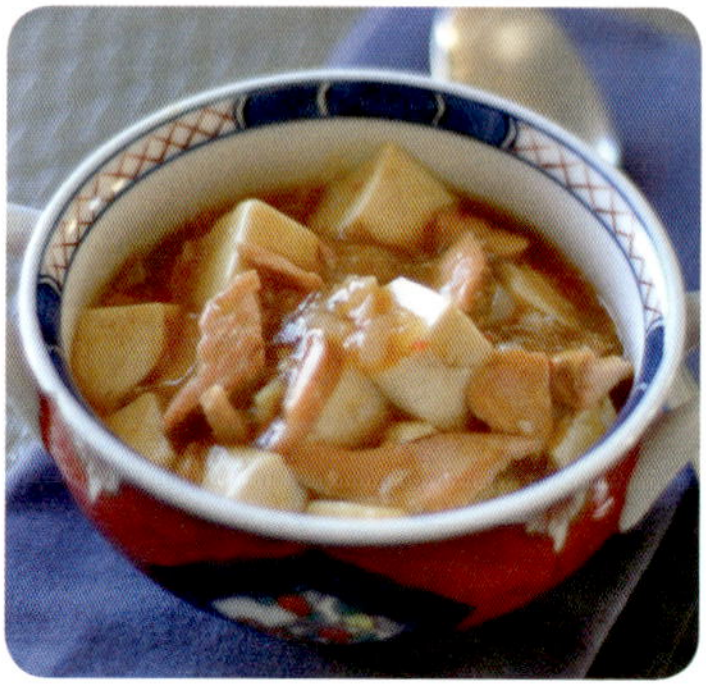

ポイント　脂の多い銀ザケを使うとオメガ3脂肪酸を摂りやすい！

【材料】 2人分
木綿豆腐……1丁（300g）
銀ザケ（甘塩）……1切れ
ニンニク、生姜……各1かけ
長ネギ……1/2本　　水……200ml
Ⓐ 醤油、味噌……各大さじ1
　 豆板醤……小さじ1/2
Ⓑ 片栗粉、水……各大さじ1
ごま油……適量

【作り方】
1 銀サケはアルミホイルでくるみ、トースターで火が通るまで焼く。
2 ニンニク、生姜はみじん切り、長ネギは小口切り（端から輪切り）にする。
3 ごま油を熱したフライパンで②を炒め、焼いて皮をとったサケを入れ、ほぐしながら炒める。
4 水とⒶを入れ、角切りにした豆腐を入れてひと煮立ちしたら、Ⓑを合わせた水溶き片栗粉を入れてとろみをつける。

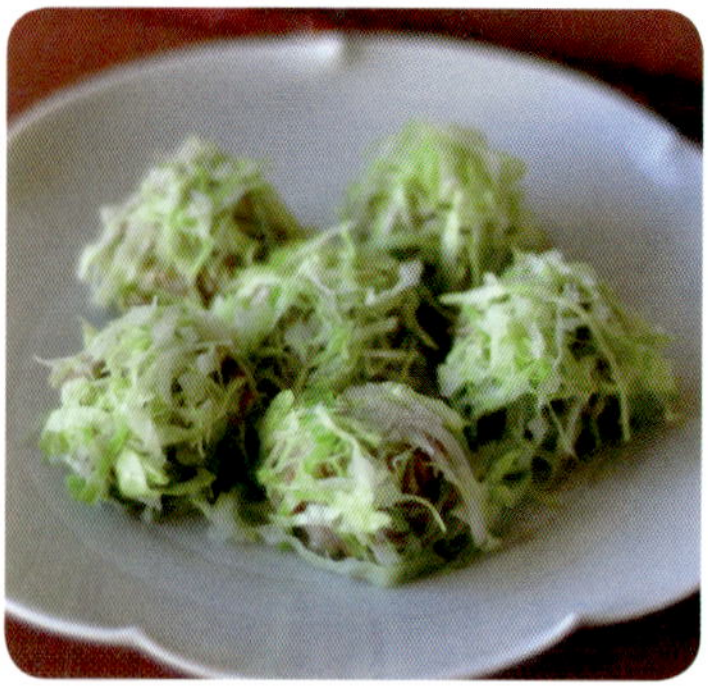

主 菜　《授かり栄養》葉酸

シュウマイの皮はキャベツで

レンチン・シュウマイ

ポイント　葉酸やビタミンCが多いキャベツを皮の代わりに。

【材料】 2人分
豚ひき肉……150g　　タマネギ……1/4個
干しシイタケ……1枚　　塩……小さじ1/4
オイスターソース……小さじ1/2　　醤油……小さじ1
砂糖……小さじ1/2　　ごま油……少々
片栗粉……大さじ1
《皮》
キャベツ……1枚半
片栗粉……小さじ1

【作り方】
1 キャベツは千切りにして片栗粉をまぶしておく。タマネギはみじん切り、干しシイタケは水で戻してみじん切りにする。
2 具の材料をすべて混ぜ合わせ、12等分に丸める。
3 ②にキャベツをまぶし、耐熱容器におき、ぬらしてしぼったキッチンペーパーを上にかぶせ、ラップをする。
4 600Wの電子レンジで約3分加熱する。
5 醤油やからし（分量外）をつけていただく。

副菜 《授かり栄養》葉酸

キュウリの代わりにアスパラで

バンバンジー

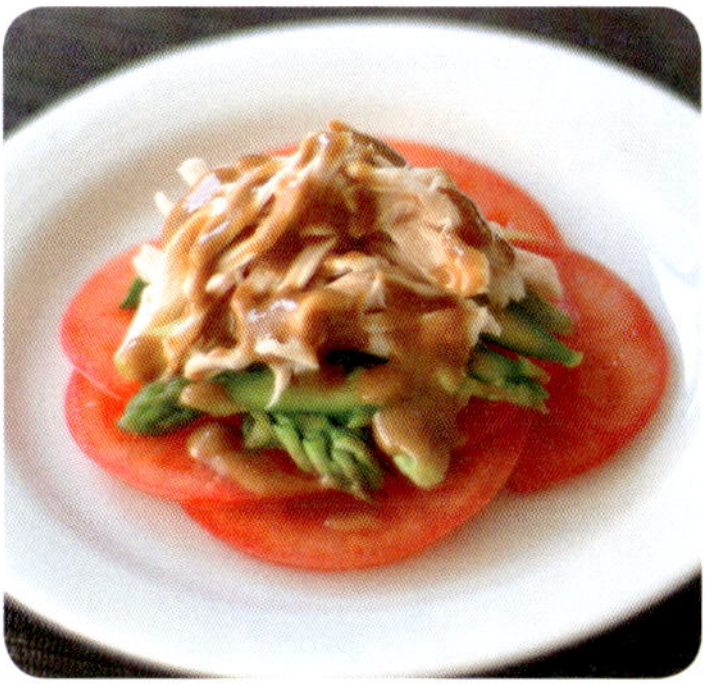

ポイント
アスパラはキュウリの約８倍の葉酸を含む。アスパラ×ビタミンB群を含むささみで、体内で葉酸を上手く働かせることができる。

【材料】 ２人分
鶏ささみ……1～2本(80g)
Ⓐ 塩……少々
　 酒……小さじ1
アスパラ　3本(50～60g)
トマト……1個
Ⓑ 練りごま……小さじ2
　 醤油、酢、ごま油……各小さじ1
　 砂糖……小さじ1/2

【作り方】
①鶏ささみは耐熱容器に入れ、Ⓐをかける。ラップをし、600Wの電子レンジで約１分20秒加熱し、そのまま置いておく。粗熱がとれたら手で裂き、汁とからめておく。
②アスパラは根元1/3の皮をピーラーでむき、ラップで包んで600Wの電子レンジで約50秒加熱する。
③トマトは薄い半月切りにする。
④器にトマト、アスパラ、鶏ささみの順に盛り付け、合わせたⒷのたれをかける。

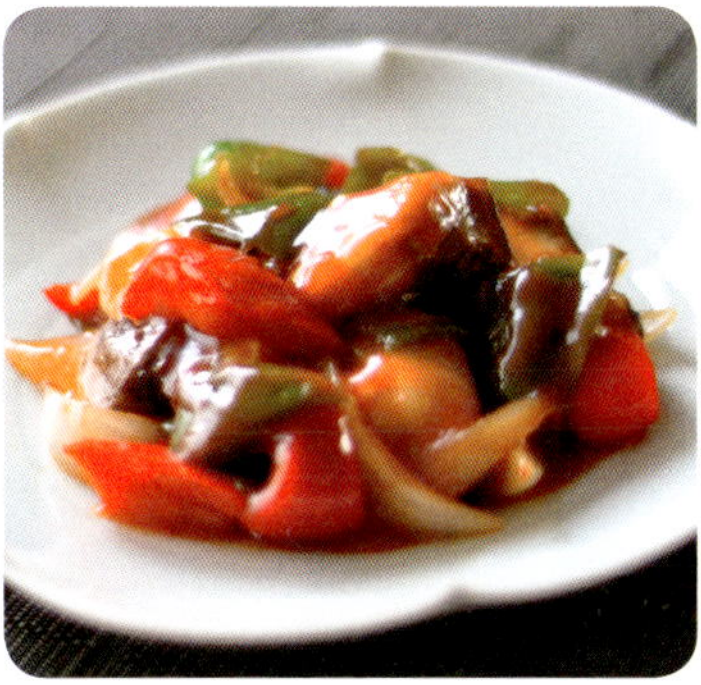

主菜 《授かり栄養》オメガ3脂肪酸

豚のかわりにサワラで

酢豚(酢鰆)

ポイント
ビタミンDやオメガ３脂肪酸を摂りやすいサワラ。とろみをつけて、オメガ３脂肪酸を逃がさずいただく。

【材料】 ２人分
サワラ……2切れ
Ⓐ 塩、こしょう……少々
　 片栗粉……小さじ1弱
タマネギ……1/4個　赤パプリカ……1/3個
ピーマン……2個　ごま油……適量
《たれ》
酢・ケチャップ・水……各大さじ3
砂糖・醤油……各大さじ2　片栗粉……小さじ1

【作り方】
①タマネギは３等分のくし切り、赤パプリカとピーマンは食べやすい大きさの乱切りにする。
②サワラを一口大に切って塩、こしょうを振り、片栗粉をまぶす。
③ごま油を熱したフライパンで①と②を炒める。
④たれの材料を合わせて入れ、混ぜ合わせる。

主　菜　《授かり栄養》鉄

厚揚げをプラスして
エビチリ

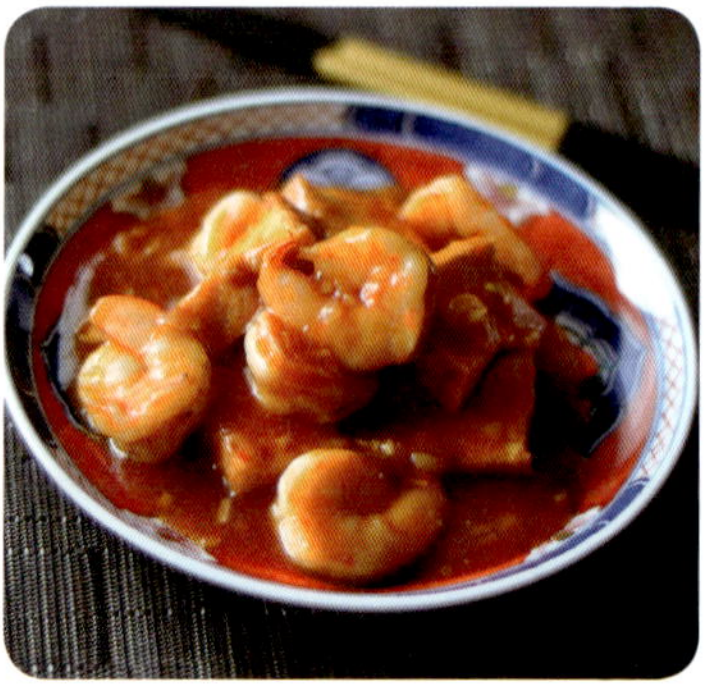

ポイント
鉄が豊富な厚揚げをプラス。厚揚げの鉄はエビのたんぱく質と合わせると吸収されやすい。

【材料】 2人分
エビ……10尾　厚揚げ……1枚（約180g）
長ネギ……1/2本　ニンニク、生姜……各1かけ
片栗粉……小さじ1　塩、こしょう……少々
ごま油……大さじ1
Ⓐ
水……100ml　酒……大さじ4
ケチャップ……大さじ3
醤油、オイスターソース、砂糖……各大さじ1
豆板醤、片栗粉……各小さじ1
塩……小さじ1/4
酢、ごま油……各小さじ1

【作り方】
1. エビは殻をむき、背に切り込みを入れて背ワタをとる。片栗粉（小さじ１程度／分量外）を振りかけてもみ、水で洗って臭みをとる。厚揚げは16等分に切る。
2. ①に塩、こしょうを振り、片栗粉小さじ１をまぶす。
3. みじん切りにした長ネギ、ニンニク、生姜を、ごま油を熱したフライパンで炒め、香りが出たら②を炒め合わせる。
4. エビの色がだいたい変わったら、合わせたⒶを入れ、とろみがつくまで加熱する。
5. 仕上げに酢とごま油を回しかけ、火を止める。

教えて！
長有里子先生！

授かり体質を作るコツ

味噌汁は、万能おかずに変身！

栄養バランスを整えるためには、主食、主菜、副菜の３点を揃えることが大切ですね。でも、忙しい毎日ではなかなか大変……。

そんな時に役立つのが具だくさん味噌汁です。味噌汁に主菜と副菜を入れて作ってしまえば、あとはごはん（主食）だけで栄養バランスが整います！

そんな味噌汁の具でオススメしたいのは、サバの水煮缶です。汁ごと入れれば出汁なしでOK！「オメガ３脂肪酸」も摂れます。また、野菜は定番のコマツナやホウレン草、ニンジンのほか、ミニトマト、キクラゲ、ブロッコリーなどが栄養的に◎。また、豆腐よりも厚揚げを使えば鉄やカルシウムなども格段に摂りやすくなります。

味噌汁は懐が深く、なにを入れても合ううえ、味噌は発酵食品なので腸活食にもなります。

主 菜 《授かり栄養》ビタミンD

キクラゲをプラスして

ニラたま

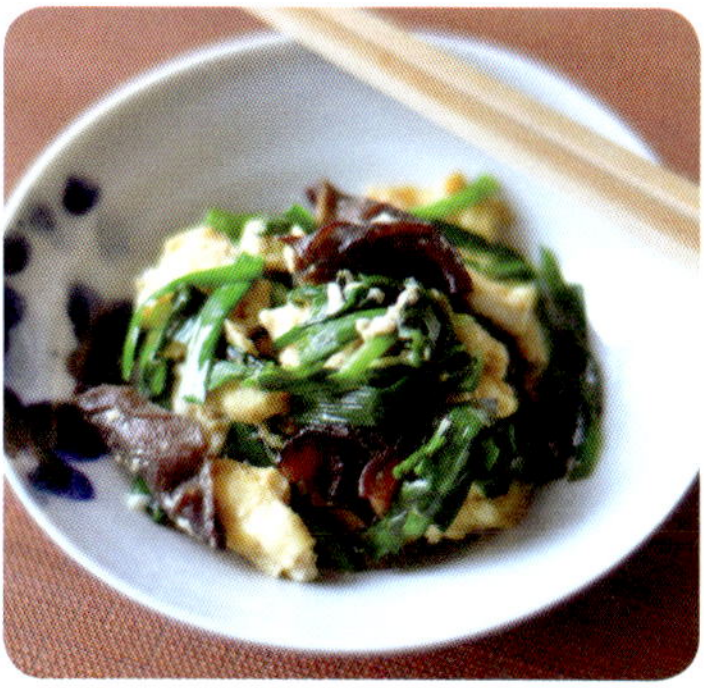

【材料】 2人分

ニラ……1袋　卵……3個

キクラゲ(乾燥)……6個　塩……少々

酒、醤油、ごま油……各大さじ1

【作り方】

1. ニラは3～4cm幅に切る。卵に塩を入れて混ぜる。水で戻したキクラゲは食べやすい大きさに切る。
2. フライパンにごま油を熱し、溶き卵を流し入れ、素早くかき混ぜる。
3. 半熟状で一旦取り出し、そのままのフライパンにニラとキクラゲを入れる。
4. 軽く炒めたら酒を加え、しんなりしたら卵を戻し入れ、醤油を加えて混ぜ合わせる。

ポイント

キクラゲはきのこの中でビタミンD含有量がだんとつ!

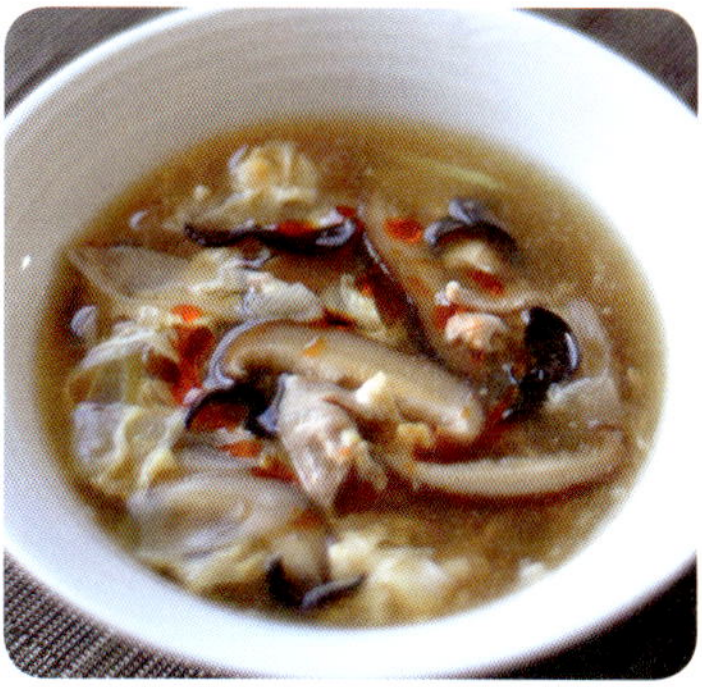

汁 物 《授かり栄養》ビタミンD

豆腐の代わりにきのこたっぷりで

酸辣湯 (サンラータン)

ポイント

シイタケは人間と同じで日光を浴びるとビタミンD量が増えるので、干しシイタケはビタミンDが多い食材。

【材料】 2人分

豚薄切り肉……50g　長ネギ……1/2本

干しシイタケ……2枚　キクラゲ(乾燥)……3～4個

卵……1個　水……2カップ(しいたけの戻し汁を含める)

オイスターソース……大さじ1　塩……小さじ1/4

Ⓐ片栗粉……大さじ1　水……大さじ2

酢…大さじ1からお好みで

ラー油……適量

【作り方】

1. 長ネギはななめ薄切り、豚肉と水で戻した干しシイタケ、キクラゲは細切りにする。
2. 水を沸かし、①を入れて火を通し、オイスターソースと塩で味を調える。あくが出たらとる。
3. Ⓐを合わせた水溶き片栗粉を加えてとろみをつけ、溶き卵を回し入れる。
4. 火を止め、酢を加える。器に注ぎ、ラー油をかける。

PART 6

スペシャル鼎談企画

合言葉は「メンズチェック」男性諸君、妊活に立ち上がれ！

自らも妊活を宣言し、お笑いトリオ・森三中の大島美幸さんと授かりを受け、
現在3歳になるお子様を持つ放送作家の鈴木おさむさん。
今回は、本書監修者の松林医師、長管理栄養士との特別鼎談が実現しました。
妊活当時を振り返って、鈴木おさむさんが質問の嵐!
とくに「男性の妊活」を中心に熱のこもったお話をしていただきました。

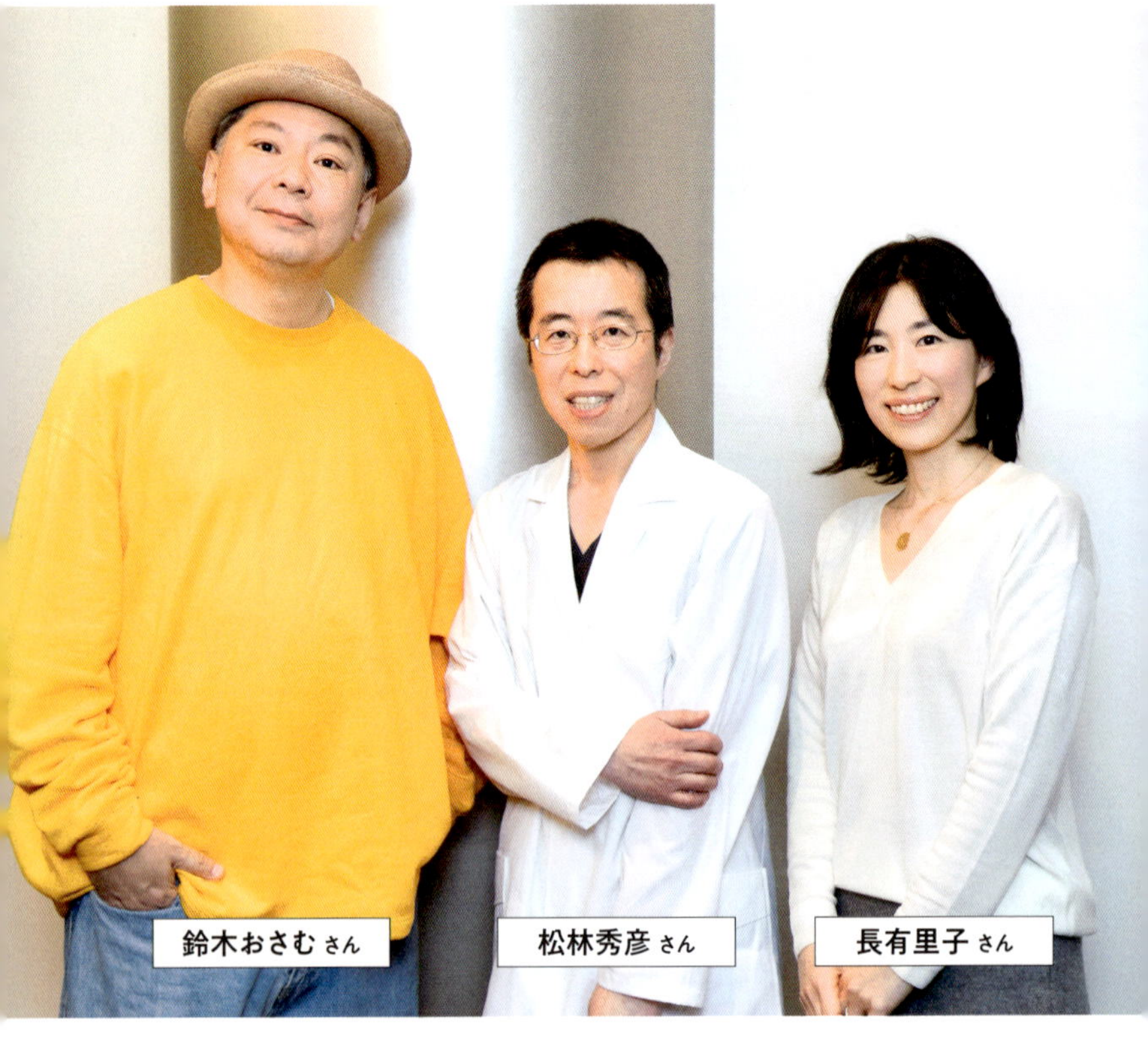

子どもは2人で〝授かる〟ものなのに妊活は未だに女性だけの場合が多い!?

鈴木　松林先生のクリニックでも女性ひとりで受診することが、やはり多いですか？

松林　はい。でも最近は、男性と一緒に受診されるカップルが増えています。ヨーロッパなどでは男性が一緒に受診するのは当たり前で、普通に男性も治療します。その点、日本はまだまだですね。遅れています。

鈴木　なるほど。でも、男性が不妊の原因になっているということは実際どのくらいの比率であるのでしょうか？

松林　ほぼ半分です。

鈴木　やっぱりそうなんですね。

松林　たとえば、無精子症など、まったく精子がない人は100人に1人の割合でいます。ただ、精子検査をせずにぐずぐずしている男性が多いものですから、無精子症だと診断するまでに1～2年かかってしまう。

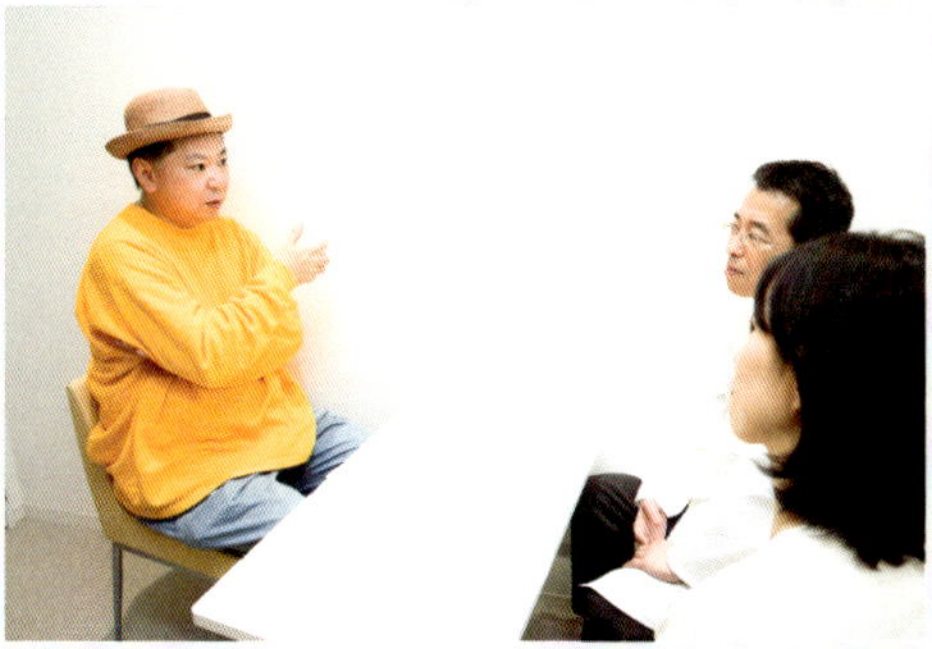

精子検査は、男性であれば1度は受けるべき!? ネーミングも重要

鈴木　僕が検査を受けたのは、妻が妊活宣言したとき「精子の検査を受けてほしい！」とお願いされたのがきっかけでした。

　多くの男性って、不妊の原因がまさか自分にあるわけがないって思っちゃうから、気まずかったり、下向いたりしちゃう。僕の場合は、仕事柄、好奇心で逆にワクワクしちゃいましたけど(笑)。

長　結果はどうだったのですか？

鈴木　検査の結果は、運動率が悪いといわれたんです。さらに、精子にやや奇形がある、とも。奇形って言

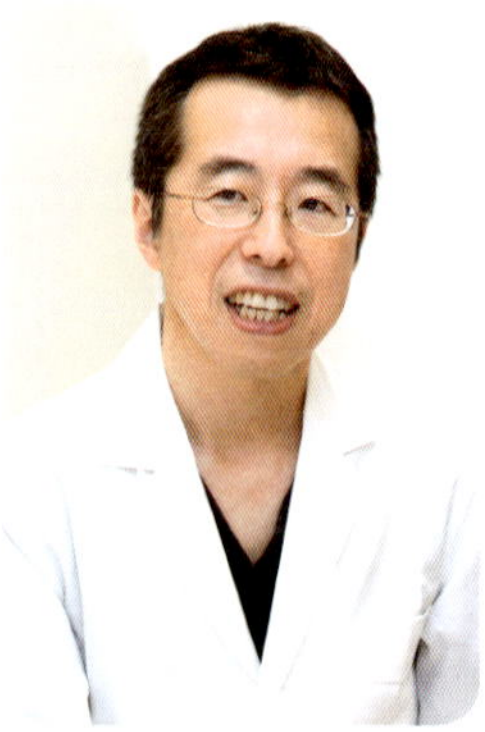

葉がすごくショックで、びっくりしました。

松林　精子が奇形である確率は、かなりの高さで存在します。男性はショックを受けるかもしれませんが、世界保健機構（ＷＨＯ）のデータでは、精子が96％奇形だとしても正常と判断しているくらいです。

つまり、精子は数で勝負しているのです。奇形や異常な精子があったとしてもなんとかなります。男性にはそのような正しい情報を知っていただき、検査を気軽に受けて欲しいと思います。

鈴木　そうですね、若い人もどんどん受けた方がいいと思います。それには、精子検査のハードルを下げる必要がありますね。僕は、そのひとつがネーミングだと思うんです。

たとえば、精子検査を「メンズチェック」という名前で呼ぶとか。そうすれば、妊活や不妊の原因の約半数が男性にあることを見て見ぬ振りしなくなるかもしれない。もちろん、大々的に告知しないとなりません。映画とか、ドラマとか、大きなクリニックが一斉に始めるとか。国が精子検査に助成をするとか。

長　それはいいアイディア!!

私は女性を対象に食生活中心の妊活講座を開いているのですが、受講する女性は、妊活に旦那さんの協力が得られないと。そんな愚痴がすごく多いです。

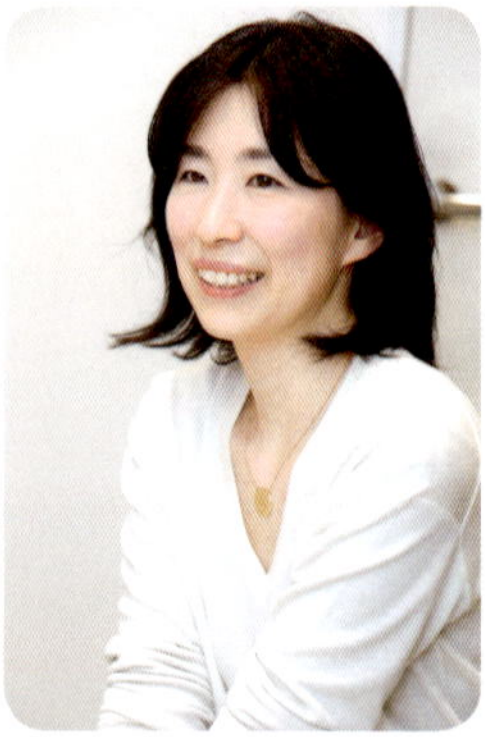

精子のためにとダイレクトにいわないで！でも、情報は大切です。

鈴木　ネットで「精子　食事」とかで検索するとオメガ3とかネバネバ食材がよいなどが出てきますよね。

長　精子活性には、活性酸素や酸化ストレスを抑えた方がよいので、抗酸化作用のある栄養素を勧めています。最初は、色の濃い野菜や魚を今より多く摂ることから始めましょう！　とアドバイスします。

鈴木　抗酸化物質の大切さはよくわかるのですが、男に「精子のために」これ食べて、あれ食べてとダイレクトにいうと、辟易されちゃうかも。

　精子のためとして食卓に並べるのではなく、白髪がへるとか、肌が若々しくなるとか、他の理由でコーティングした方がよいと思う。男の本音としたら、「これ精子のために食べて」っていわれると男として不能の烙印を押されていると感じる人が多いんです。へんにプライド高いから男って。

　肌があれているからとヒジキを出されるのと、精子がよくないからと出されるのでは味がまったく違う（笑）。

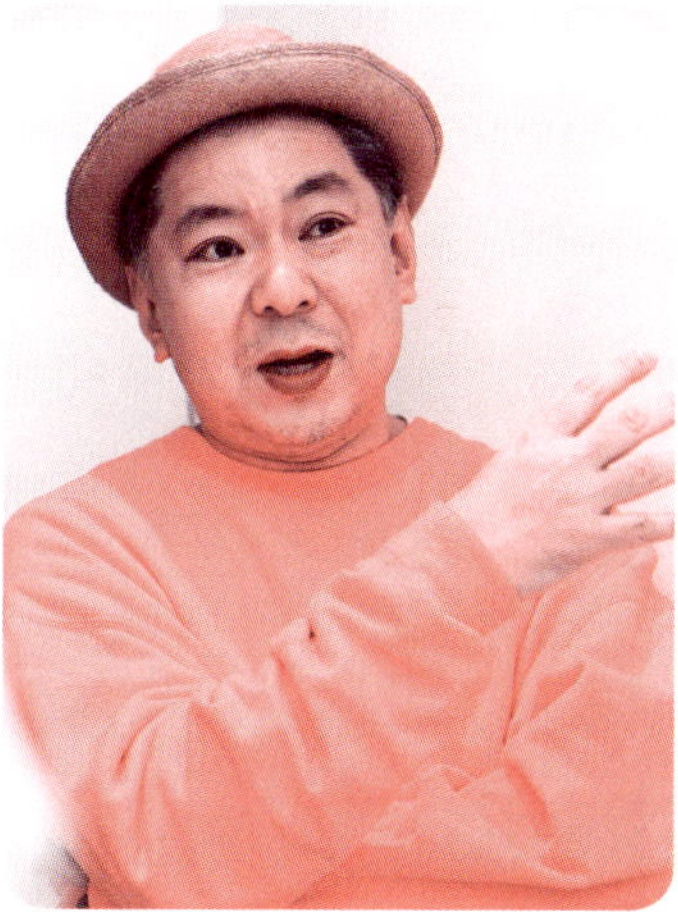

松林　確かに男の人は傷つきやすいかもしれません。診察のとき、夫婦一緒と奥さまひとりとでは対応を変えたりすることがあります。

長　なるほど。たしかにそうです

Q　**あなた**（女性の場合はパートナー）**は医療機関で精液検査を受けたことがありますか。**

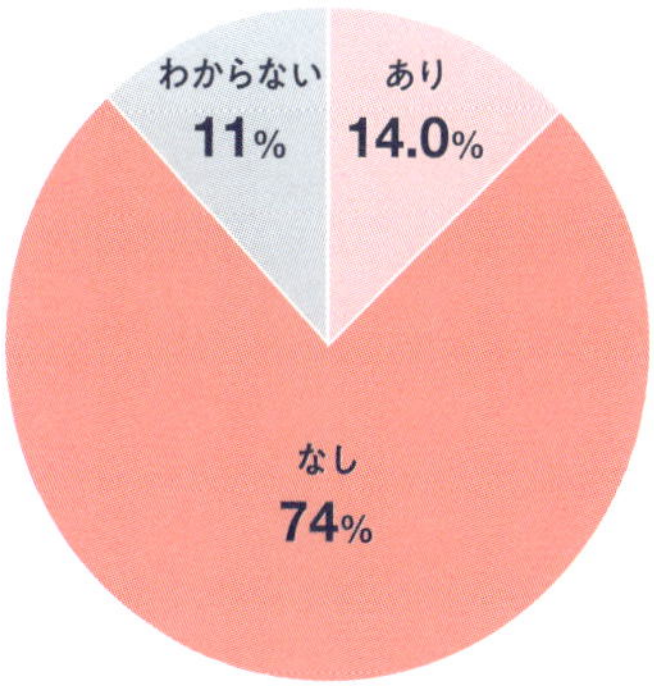

ね。

鈴木　でも、本当はそれじゃダメなんですよね。男も自分のこと、として妊活をしないといけない。不妊の原因が男にある可能性は半分くらいあるのですから、危機感を持って動かないと。でも男は知らねーよ、っていいながらインプットしますから、具体的な情報をどんどん知らせた方がよいと思います。

長　「メンズチェック」というネーミングも、男性が本気になるひとつのきっかけになるといいですね！

男性を本気にさせる妊活の正しい知識と情報！

鈴木　そう、そして、本気にさせるために正しい知識と情報が大切ですね。たとえば、流産って本当はどういうものなのか、自分もそうだったのですが、流産を世の中の男はあまり知らないんです。ほとんどの男が

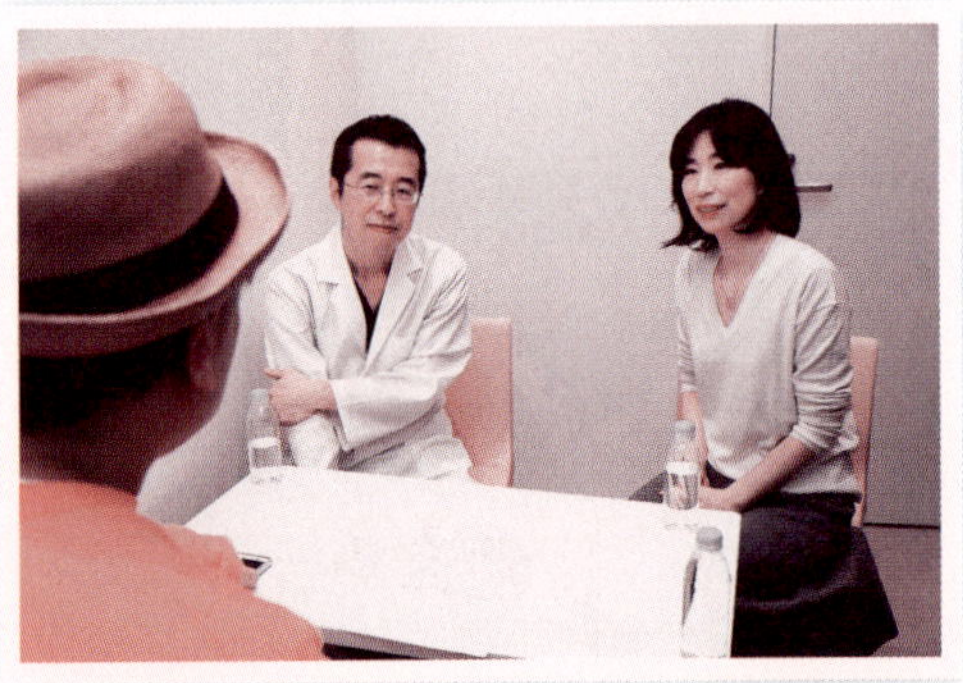

自然に流れるとか思ってる。流産したら手術が必要なこともある。その手術が堕胎と同じである辛い現実を知らない男の人は結構多いと思うんです。僕も手術が必要なんだってことを妻の流産で、初めて知りましたから。知っていたら、そんな手術を妻に二度とさせたくないと思うはずですから。

松林　流産に関しては、女性も自分のせいだと思いがちだということがあります。ひとりで抱え込んでしまう。

鈴木　自分の感情を旦那さんの前でさらけ出すことができない人が多いですね。

長　多いですね。

鈴木　その涙を見ていたら、男はもっと自分ごとになると思う。そのためにもやっぱり情報を得るべき。現実を知って、男性も真摯に妊活に向き合うべき時代がきているのだと。

松林　精子検査は、5年前と比べる

と受ける人はずいぶん増えています。そして、以前は女性だけだった不妊治療の助成金が、男性の精巣機能についても助成金が下りるようになっています。(平成28年4月より)

鈴木　精子検査を始め、男はもっと現実と向きあうことが大切ですね。

不妊治療のこと、人工授精や体外受精などのこと……。

今、僕がたまに思い出すのは、人工授精をした日の朝。精子をとって奥さんがそれをクリニックに持って行って、妊娠して、そして生まれた自分の子供をみたときに、ああ、あの日の人工授精がこの子なんだよな、って思うと、ものすごく抱きしめたくなるんですよ。俺の精子、頑張ってくれたって。愛おしい気持ちでいっぱいになります。

長　私も生殖医療のことを知り、主人と一緒に食生活や生活習慣などをあらため授かることができました。体外受精でしたが、チャレンジしてよかったと思います。

＊＊＊

男性も女性も妊活、授かりのための正しい知識と情報を知ることがとても大切。そして、2人が命の誕生のために真摯に向きあうことこそが、授かりのための最高の方法ですね。

とくに男性の妊活に対する偏見ともいえる姿勢は、鈴木おさむさん発案の「メンズチェック」をきっかけに払拭されることを願います。

鈴木おさむさん、松林先生、長先生、この度は大変ありがとうございました。

鈴木おさむさん

放送作家。19歳の時に放送作家となり、ラジオやテレビの構成をメインに、数々のヒット作を手掛ける。30歳の時に森三中の大島美幸さんと結婚。その結婚生活をエッセイにした「ブスの瞳に恋してる」はシリーズ累計60万部。さらに、育児日記となる「ママには慣れないパパ」も執筆。現在、ドラマや映画の脚本。監督、舞台の作・演出、ラジオパーソナリティ等、各方面で活躍中。

長有里子さん

sazukaru代表。管理栄養士。39歳で体外受精を経験し、40歳で第一子を出産。自身の経験を活かし、不妊治療を行っている方に向けた「授かるごはん」講座を主宰。現在は母子栄養協会「妊産婦食アドバイザー資格」代表講師や書籍、サイトの栄養監修、講演なども行う。(本書P.141参照)

松林秀彦さん

リプロダクションクリニック・スーパーバイザー。生殖医療専門医。慶應義塾大学医学部卒業後、アメリカインディアナ州メソジスト病院生殖移植免疫センター研究員、東海大学医学部産婦人科准教授などを歴任。2013年「男性と女性を同時に診療する」コンセプトで設立した不妊センター、リプロダクションクリニック大阪院長に就任。(本書P.140参照)

PART 7

初めての不妊治療

妊活の成功率を高めるには、
普段の生活習慣や食習慣を改善することが大切です。
そこから一歩踏み込んで、医療機関によるサポートを受けることで、
赤ちゃんを授かれる可能性はさらにアップします。
ですが、不妊治療について何もわからない方や、受けてみたいけれど
なかなか第一歩を踏み出せない……。という方も少なくないでしょう。
まずは不妊治療に関する基本にQ&A形式でお答えします。
不妊治療の疑問や不安を解決、解消してください!

不妊治療はいつ始めるのがよいですか?

日本産科婦人科学会の定義では、不妊とは「妊娠を望んでいる男女が避妊をせずに性交をしているにもかかわらず、1年経っても妊娠しないこと」をいいます。もし、妊娠を望んでいるのに1年経っても授からない場合は不妊症治療を受けたほうがよいでしょう。ただ、女性は35歳を過ぎると妊娠率が大きく下がります。35歳以上で妊娠を希望する女性は、1年を待たずに検査を行うことをお勧めします。

どのような病院に行けばよいですか?

不妊治療を専門に扱っているクリニックであれば、知識が豊富な医師に診てもらえるほか、体外受精のような高度な治療を選ぶことになった場合も転院せずに済むというメリットがあります。なお、一般的な不妊治療であれば、多くの婦人科で対応できます。まずは、かかりつけの婦人科に相談してみるとよいでしょう。

どんな治療から始まりますか?

まずは検査を行い、不妊の原因を探ります。その結果、病気などが見つからなければ、排卵日を予測して妊娠しやすいタイミングに性交を行うという「タイミング法」から始めるのが一般的です。また、これと平行して排卵誘発剤を使い、卵巣機能を高めることもあります。

いきなり病院に行って検査を受けるのは不安です……。

医師をたずねる前に、各市区町村が行っている不妊相談窓口に相談することをお勧めします。不妊に関する相談や、不妊治療に関する情報提供を行ってくれます。詳しくは地域の保健福祉センターや保健福祉事務所などへご連絡ください。

夫も付き添った方がよいのですか?

不妊症が疑われる場合は、できる限り夫婦揃ってクリニックに向かいましょう。不妊症の原因が男性にある確率は約50%です。男性もきちんと検査を受けた方がよいでしょう。妊活に留まらず、妊娠、出産、子育ては夫婦が力を合わせて行うものです。2人で協力し、妊活を成功させましょう。

すぐに成果は出るものですか?

妊娠するかどうかは、卵子や精子の状態や夫婦の年齢など、さまざまな条件によって決まります。そのため、一概に「治療開始から何ヶ月で成果が現れる」とはいえません。ですから、すぐに赤ちゃんを授かる人もいれば、1年以上続けても授からないという人もいます。その場合は医師と相談した上で、治療方法を変更するなど検討する必要があります。

持病があっても不妊治療はできますか?

医師と相談の上、妊娠に影響を及ぼさない薬を投薬するなどして、症状を安定・改善できるのであれば、平行して不妊治療ができます。なお、バセドウ病や橋本病など甲状腺の病気は、流産のリスクを高めることがわかっています。きちんと症状を抑えた上で、妊活を進めていきましょう。

不妊治療で使われる排卵誘発剤とはどんなものですか?

卵子は月に1～2個排卵されますが、その過程で、卵巣の中では毎月約1000個の卵子が淘汰されています。排卵誘発剤は卵巣機能を高め、本来なら淘汰されてしまう卵子を育て、質のよい卵子が複数現れるようにする薬剤です。また、体外受精を行う場合、採卵の際によい卵子をたくさん得るために使われます。

2人目不妊ですが、受診するべきですか?

1人目は簡単に授かったのに、2人目の時はなかなか授からないケースを「2人目不妊」といいます。加齢の影響や生活環境の変化から、1人目を妊娠したときと比べると妊娠率は低下するものです。「1人目が自然妊娠だったから、今回もきっと大丈夫」などと考えず、受診を検討してください。

不妊治療の治療費は高いのですか?

治療内容によって費用もさまざま。タイミング法など健康保険の範囲内でできるものもあります。体外受精を始めとする「高度生殖医療」は保険適用外で、比較的高額な費用がかかりますが、これらは助成金の対象となる可能性があります。不妊治療の助成金については137ページで解説します。

不妊治療の検査の流れ

いざ治療を始めようと思っても、クリニックへ行くのは緊張するものです。
ましてや初めての不妊治療となれば、
不安になってしまうのは珍しいことではありません。
ここでは不妊治療のクリニックでは初診で一体どのようなことをするのか、
その例をご紹介します。
クリニックによって多少の違いはありますが、基本的な流れは同様です。
自分の体の状態を知るためにも、まずは受診してみましょう。

取材協力：リプロダクションクリニック東京

1

初診の流れ

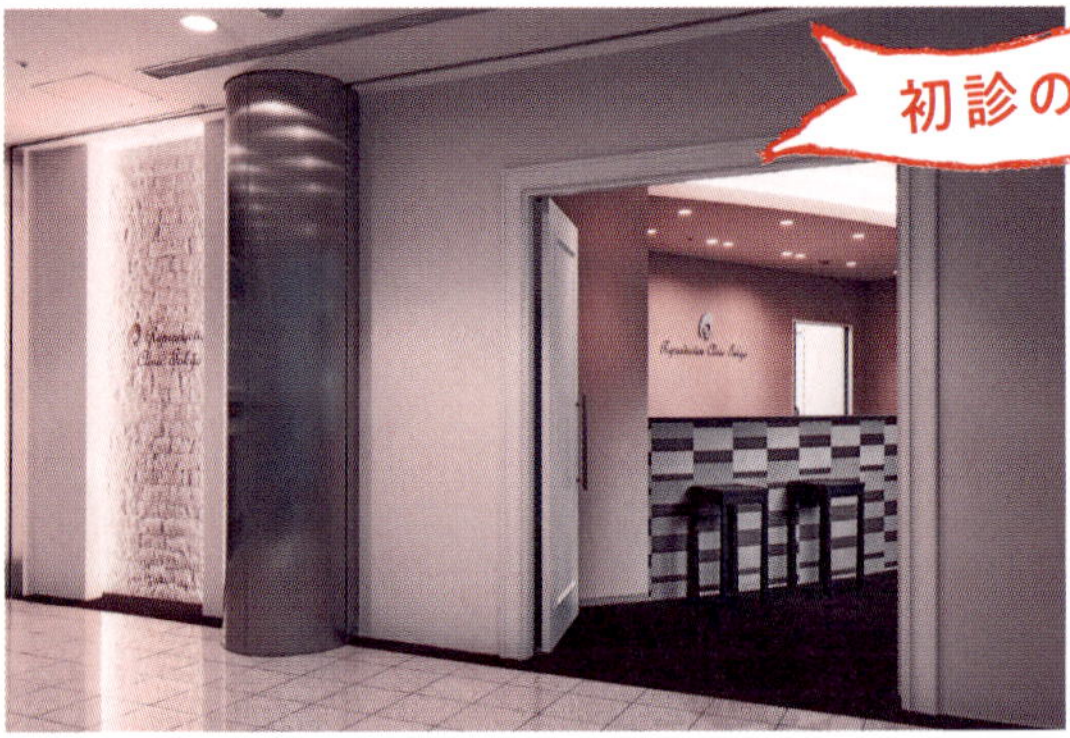

受付・問診票の記入

まずは受付を済ませて問診票を受け取り、記入しましょう。月経の周期や状態、生活習慣、男性の場合は性機能など、さまざまな質問項目があります。また、月経周期などがわかるように、基礎体温表を持っていくとよいでしょう。

○初診に必要なもの

《健康保険証》初診時の検査の多くは、保険が適用されます。

《現金》 初診料の目安は自費と保険の合算で約１万～３万円ですが、多めに持っておくと安心です。

○初診ではこれが便利

《問診票》 クリニックによってはホームページ上で問診票をダウンロードできることもあるので、その場合は予め記入しておくとスムーズです。

《基礎体温表》 必須ではありませんが、問診票を書く際や診察時に、参考になることがあります。

《服装について》 内診があるので、長めのスカートだと楽です。

問診

2

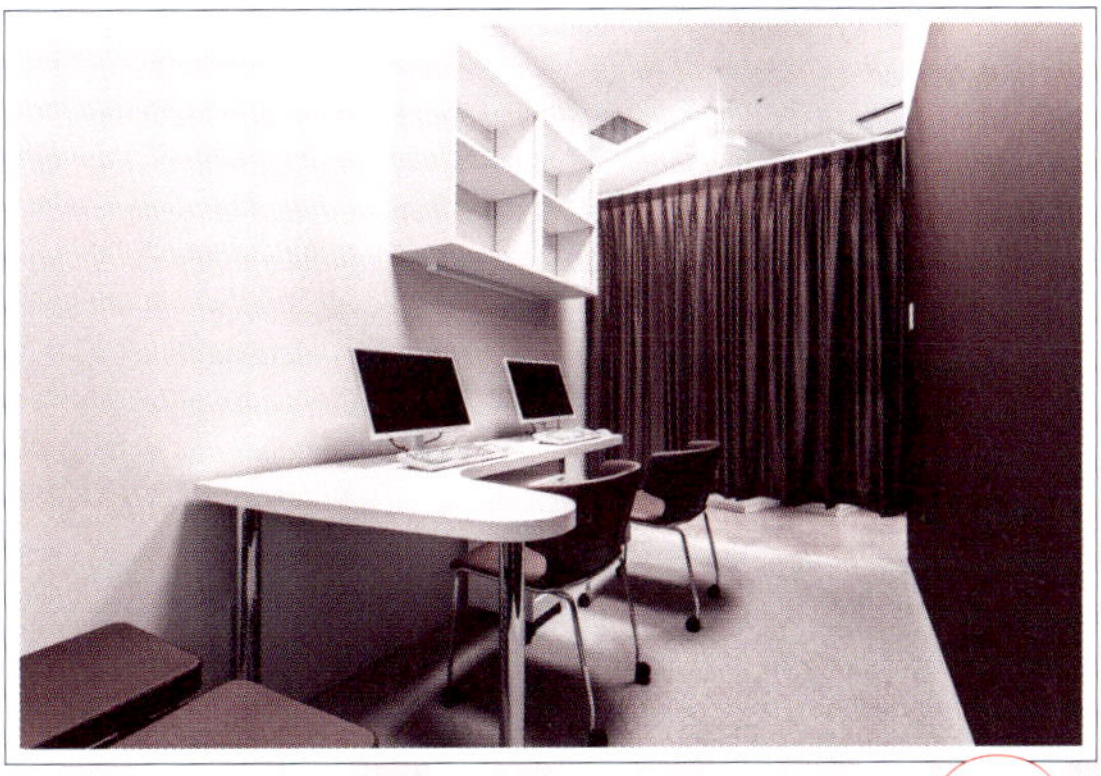

問診票を見ながら、診察室で医師の質問を受けましょう。夫婦で行った場合は2人揃って相談をします。日頃思っている疑問や、不安に感じていることがあれば、ここで確認しましょう。病歴や夫婦生活についてなど、細かく相談することで、今後の治療方針が決まります。なお、予約日に生理が来ている場合は、それを伝えましょう。内診以外の検査だけを受けられる可能性があります。

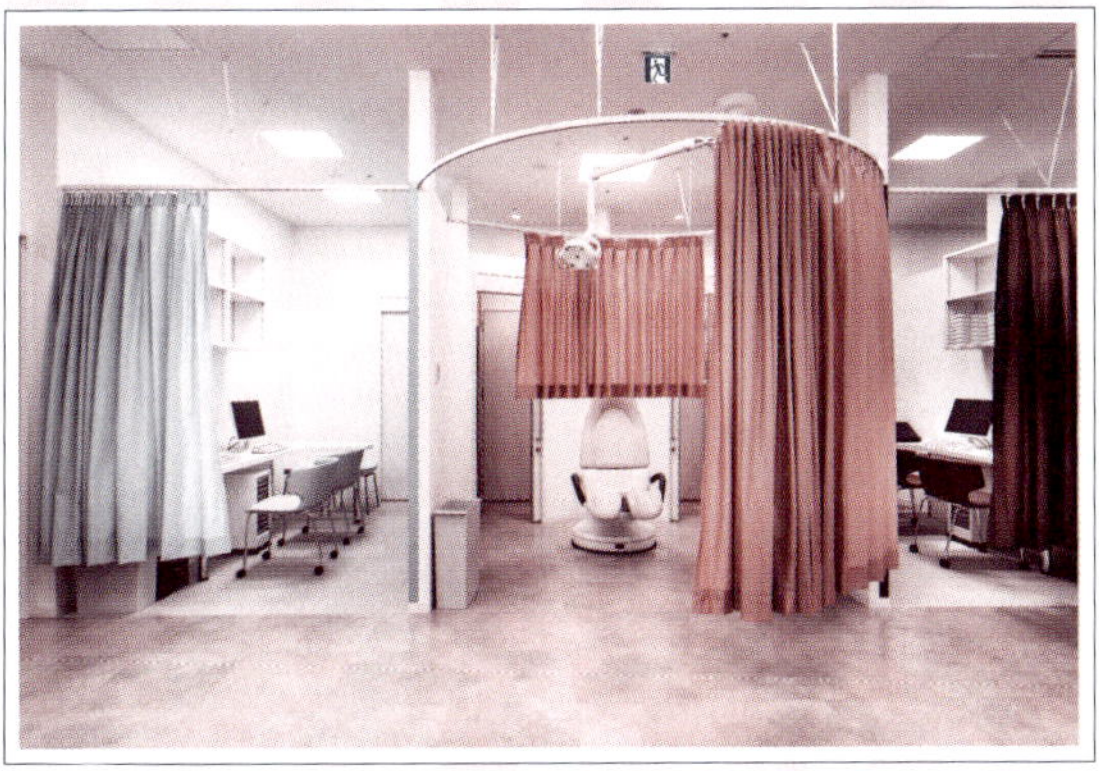

3

診察

下着を脱ぎ、医師とはカーテンで仕切られた内診台に座ります。視診で炎症がないかを調べ、触診や膣鏡などで膣内の状態を確認します。子宮内や卵巣の様子は、膣からプローブという装置を挿入して、超音波による検査を行います。触診や超音波検査の際、緊張して力が入っていると痛みを感じることがあります。なるべく力を抜き、リラックスして受けるようにしてください。

男性の場合…

下着を脱いで診察を行います。視診で炎症や傷などがないか調べるほか、陰嚢の大きさやかたさなどを触診で確認、超音波で精巣や精管をチェックします。

初診と次回以降では、診察や検査の内容は変わります。初回の検査で不妊に関わる病気が見つかった場合は、そちらの治療が優先されることがあります。なお、妊娠に関係するホルモンは月経周期によって分泌量が異なるため、血液検査は次回以降も何度か行われます。

男性の場合…

精液検査を行います。不妊クリニックの多くには採精室という小部屋があり、そこでマスターベーションで精液を採取します。もしも、精液検査の結果に問題があった場合は、さらに詳しい検査が行われます。また、採血をして血液中のホルモン量を検査する場合もあります。

4 検査

血液検査を行います。クリニックによって初診で行う検査項目が異なる場合もありますが、主に血中のホルモン量や感染症の有無などを調べます。

5 検査結果の確認、説明

クリニックによっては当日中に、検査結果が出る場合もあります。また、今後の検査や治療について、再度説明を受けることもあります。問診でもし聞きそびれた事があれば、聞いておくとよいでしょう。

6 会計・次回の予約

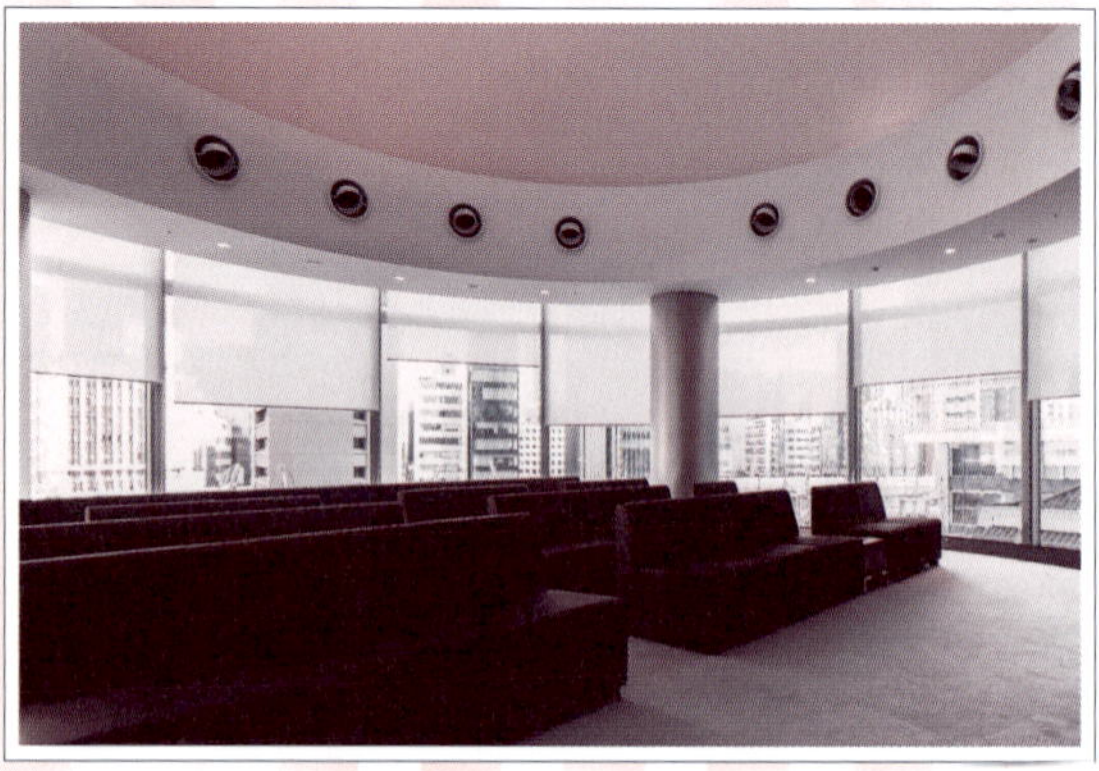

検査を終えたら待合室に戻り、会計をして終了です。検査結果が出るスケジュールなどを聞き、次回の予約を行いましょう。検査内容や混み具合によって変わりますが、初診で当日中に検査結果が出る場合は2～3時間はかかると考えておいたほうがよいでしょう。初診料の目安は、問診、内診、超音波検査、血液検査やその他の検査料を合わせて、自費と保険の合算で約1～3万円です。専門的な検査をする場合もありますので、多めに用意すると安心です。

不妊治療のお金と助成金

初期検査や基本となる不妊治療には、
保険が適用されます。
しかし、高度な治療法を行う場合は、
保険適用の範囲が限られます。
そのため、不妊治療は費用が高額になりがちです。
ただ、体外受精と顕微授精は、
各自治体による助成金の対象になります。

市区町村に問い合わせてみましょう

体外受精または顕微授精は、厚生労働省による助成金の対象となり、受給対象に該当する場合、都道府県の指定都市、中核市から費用の一部が助成されます。また、この他にも地域によって各市区町村で独自の助成制度があり、たとえば不妊検査や一般不妊治療に対しても、助成金が出る場合があります。

住んでいる地域の保健福祉センターなどに問い合わせてみましょう。

タイミング法

【一般不妊治療(保険適用)】 正確な排卵日を予測し、それに合わせた夫婦生活を指導されます。同時に排卵誘発剤を用いることもあります。クリニックや女性の年齢によって変わりますが、3〜6周期くり返しても妊娠に至らない場合、次の段階が提案されます。

1周期毎の費用：１万円〜

↓

人工授精

【一般不妊治療(保険適用外)】 採取した夫の精液から元気な精子を選び、妻の子宮内に注入する治療法です。注入後の過程は自然妊娠と変わらず、体への負担が少ない治療法です。精子の状態にやや問題がある場合や、タイミング法で妊娠に至らなかった場合などに行われます。

1周期毎の費用：２万円〜

↓

体外受精

【高度生殖医療(保険適用外)】 妻の体から卵子を取り出し、夫の精子と受精させてから、子宮に戻す方法です。人工授精より妊娠率は高くなります。排卵誘発剤を使って複数の卵子を取り出す方法や、自然にできた卵子だけを取り出す方法など、体の状態や条件によって卵子の取り方はさまざまです。

1周期毎の費用：31万円〜

↓

顕微授精

【高度生殖医療(保険適用外)】 受精された卵子と精子を子宮に戻す点は体外受精と同じですが、かけ合わせ方が異なります。体外受精の場合、卵子に複数の精子を出合わせて自然に受精させますが、顕微授精は1匹の精子を選び抜いて、卵子に直接注入して受精させます。なお、費用はクリニックやプランによって大きく変わります。

1周期毎の費用：50万円〜

厚生労働省「不妊に悩む方への特定治療支援事業」とは

【助成対象】 体外受精、顕微授精以外の治療法によっては妊娠の見込みがないか、または極めて少ないと医師に診断された、法律上の婚姻をしている夫婦。さらに、治療期間の初日における、妻の年齢が43歳未満であること。

【対象となる治療法】 体外受精、顕微授精

【助成限度額】 体外受精、顕微授精に要した費用に対して、１回の治療につき15万円まで助成する。初回の治療に限り30万円まで助成する。凍結杯移植(採卵を伴わない治療)、または採卵したが卵が得られないなどの理由で治療を中止した場合は７万５千円まで。

※注釈：凍結胚移植＝体外受精によってできた胚(受精卵)を凍結保存し、子宮が移植に適した状態になったタイミングで移植する方法。

【助成限度回数】 初めて助成を受けた際の妻の年齢が40歳未満の場合、通算６回まで。40歳以上だった場合は通算３回まで。

【所得制限】 730万円(夫婦合算の所得額)

妊活ライフプランシート
を作りましょう!!

家族の将来像について夫婦で話し合うきっかけに!

妊活中の夫婦にとって、お互いの将来の展望、
ライフプランについて話し合うのはとても大切なことです。
妊活のことだけでなく、子育てや健康、仕事のことなど、
お互いが将来何をしたいのか、
趣味や夢についても考えてみてはいかがでしょうか。
そんなときに役立てて欲しいのがこのライフプランシートです。
お金のこと、暮らしのこと、これからのことを
夫婦で相談し合うきっかけにしてください。

授かりライフプランニングシートの作り方

○1年刻み(2年刻みや半年刻みなど、プランを立てやすいように変えても構いません)で年齢を書いていきます。

○「妊活」「出産・子育て」「健康」「仕事・お金」「趣味・夢」の項目を作り、それぞれの年齢で何をするのか、何を目標にするのかを書いていきます。

妊活	出産・子育て	健康	仕事・お金	趣味・夢
妊活は何歳くらいまで続けたいか、もし、不妊治療を始めるのであればその計画内容など。	何歳で1人目、2人目は何歳などの計画や子供の教育のことなど。	健康検診を受ける年齢、持病の治療を行う年齢など。	育休、パートで働く、フルタイムで働く、いくら貯金する、家のローンを組む、など。	行きたい場所、欲しいもの、取りたい資格、家のことなど。

授かりライフプランシートのサンプル

	妊活	出産・子育て	健康	仕事・お金	趣味・夢
35歳					
36歳					
37歳					
38歳					
39歳					
40歳					
41歳					
42歳					
43歳					
44歳					
45歳					
46歳					
47歳					
48歳					
49歳					
55歳					

医師／医学博士

松林秀彦

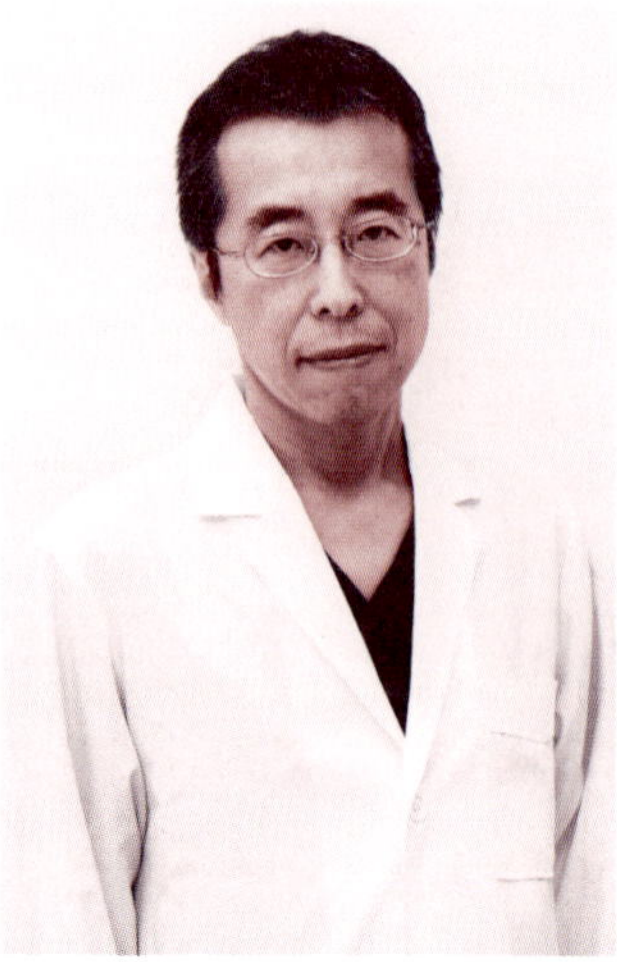

リプロダクションクリニック・スーパーバイザー。 医学博士。日本産科婦人科学会　産婦人科専門医。日本生殖医学会生殖医療専門医。日本生殖免疫学会評議員。日本血栓止血学会　学術標準化委員会抗リン脂質抗体部会副部会長。慶應義塾大学医学部卒業後、31年間を通じ一貫して、不妊症・不育症の診療・研究に携わる。「男性と女性ふたりで取り組む不妊治療」をコンセプトに、2013年９月「リプロダクションクリニック大阪」を開院。その後、2017年２月「リプロダクションクリニック東京」を開設。「治療のスピード感」を重視し、全ての方がすぐに治療に取り組めるよう、エビデンスに基づいた的確な時期に適切なステップアップを提案している。

リプロダクションクリニック

「ふたりで取り組む不妊治療」、「通院の利便性」、「大阪と東京で全く同じ医療」、「治療のスピード感」を掲げ、最先端の男性不妊と女性不妊を同時に診療できる生殖医療専門クリニックです。

■診療時間　月曜～金曜：９時～19時／土日祝：９時～17時
■休 診 日　年末・年始（12月31日～１月３日）

リプロダクションクリニック東京：03-6228-5351

■場　　所　東京都港区東新橋一丁目5-2　汐留シティセンター 3F
都営大江戸線「汐留駅」JR・ゆりかもめ新橋駅より徒歩1分

リプロダクションクリニック大阪：06-6136-3344

■場　　所　大阪市北区大深町4番20号
グランフロント大阪タワー A 15F
大阪駅直結

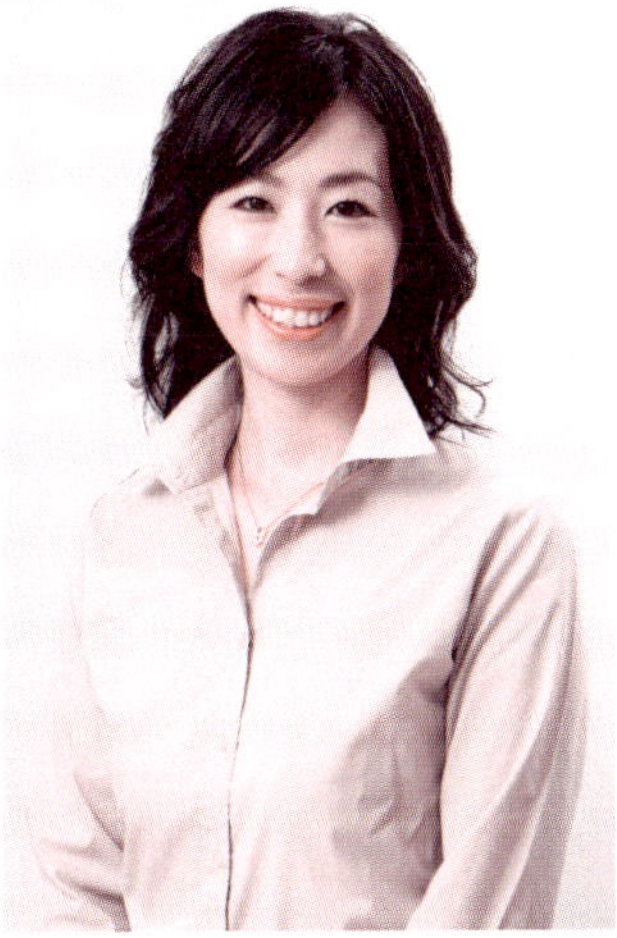

妊活専門管理栄養士

長《おさ》有里子

sazukaru代表。管理栄養士。39歳で体外受精をスタートし、40歳で第一子を出産。不妊治療の効果を高めるため、毎日の食生活を工夫した自身の経験を活かし、妊娠をのぞむ方に向けた「授かるごはん講座」、妊娠中の「マタニティごはん講座」を主宰。母子栄養協会「妊産婦食アドバイザー」 養成講座のテキスト監修＆代表講師、全国での講演活動や雑誌、書籍の栄養監修なども手がける。母子栄養協会とともに"葉酸"の大切さを普及するための活動も行う。人気サイト「服部幸應先生の１週間ダイエットレシピ」の監修経歴も持つ。

～妊活・妊娠中をトータルでサポート～

私は不妊治療の効果を高めるため、毎日の食生活を工夫しました。そのおかげもあって、40歳という年齢でも授かることができたと思っています。赤ちゃんが授かりにくい人のつらい気持ちは、身にしみてわかっています。だからこそ、不妊治療をされている方の妊娠、そしてゴールである出産までの食生活サポートをしています。

授かるごはん講座

妊娠するための食生活を学びます

■定　員　各回５名程度

■時　間　２時間程度（１回）

■受講料　5,000円（当日受付）

マタニティごはん講座

妊娠時の食生活を学びます

■定　員　各回４名程度

■時　間　１時間30分程度（１回）

■受講料　5,000円（当日受付）

食事カウンセリング

妊活、妊娠中の方への個別アドバイス、食事カウンセリング

■時　間　１時間30分程度（１回）

■カウンセリング料金　15,000円（１回／当日受付）

■場　所　東京都 新宿区 横寺町 15

神楽坂 圓福寺（円福寺）1F ホール

大江戸線「牛込神楽坂」駅 A2出口より徒歩3分

《ホームページ》http://www.sazukaru.tokyo

《インスタグラム》https://www.instagram.com/yuriko_osa_sazukaru/

《フェイスブック》https://www.facebook.com/sazukaru/

《おわりに》

本書をお読みいただき、ありがとうございました。
いかがでしたでしょうか。
これまでの妊活に対する認識や常識を見直したり、
さらなる新しい発見をしていただけたのでしたら幸いに思います。

そもそも本書は「妊活を栄養で支えたい。そして、女性だけでなくカップルで
妊活を辛いものではなく、癒され、楽しみながら行うための導きをしたい」という
妊活専門管理栄養士の長有里子先生からの発案で生まれました。
長先生は、自ら妊活によって授かりを受けられた経験をお持ちです。

そして医学の分野、生殖補助医療一筋、現在も最前線で活躍されている
リプロダクションクリニック東京の松林秀彦医師に長先生が自らオファーし、
「まだ生殖医療や不妊治療に対して、誤解や間違った先入観を持たれる人が少なくない」
という松林先生を監修者に迎えて、企画が立ち上がりました。
妊娠や不妊について生活習慣の中での疑問に答えていただいています。

さらに、本書の特別鼎談でリアルな体験を語ってくださった
男性の妊活を経験された放送作家の鈴木おさむさんへのオファーも

長先生の熱意によって実現したものです。
鈴木おさむさんは、「男性の妊活に対する意識改革を！」と提唱してくださいました。

まえがきでもふれましたが、本書の目的は、
不安や悩みを持ちながら、ストレスの中で妊活をしている方たちの一助になることです。
生殖医療は日進月歩の勢いで発展を続けています。生殖補助医療、不妊治療を
取り巻く環境はまるで転換期を迎えているかのように、様変わりをしています。
また、食の常識や栄養学のエビデンスなども
過去の常識が現在の非常識になってしまっているものが少なくありません。

本書では、最新の「正しい授かりのための栄養学」と、料理がそんなに得意ではない方にも
わかりやすく、簡単に「授かり体質になれるレシピ」を長先生が考案しています。
ここに掲載されているレシピは、妊娠してからも役にたつものばかりです。
どうか、長くご愛用いただければと思います。

ぜひとも、本書から、授かりへの道すじを発見していただき、
どうかこの本が、みなさんの幸せな〝授かり〟への一助になりますよう、
制作者一同、願ってやみません。
本書を最後までご覧くださり、本当にありがとうございました。

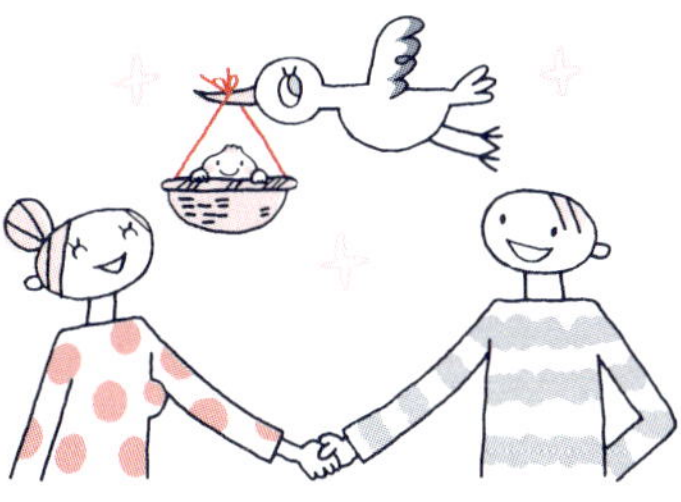

《 STAFF 》

編集制作	有限会社プロップ・アイ
装丁・本文デザイン	黒須直樹
カバー、本文イラスト	もり谷ゆみ
料理撮影	飯村潤
スタイリスト	石井あすか
鼎談撮影	もろだこずえ
撮影協力	神楽坂 圓福寺
	UTUWA
取材協力	リプロダクションクリニック 東京

生殖専門医《せいしょくせんもんい》と妊活栄養士《にんかつえいようし》が導《みちび》く
授《さず》かるための2人《ふたり》の生活術《せいかつじゅつ》

2019年3月25日　第１刷発行

監　修	松林《まつばやし》秀彦《ひでひこ》／長《おさ》有里子《ゆりこ》
発行者	川端下誠／峰岸延也
編集発行	株式会社 講談社ビーシー 〒112-0013 東京都文京区音羽1-2-2 電話 03-3943-6559（編集部）
発売発行	株式会社 講談社 〒112-8001 東京都文京区音羽2-12-21 電話 03-5395-4415（販売） 電話 03-5395-3615（業務）
印刷所	大日本印刷株式会社
製本所	大日本印刷株式会社

ISBN978-4-06-515444-1